透析液の安全管理

適正な清浄化と水質管理を行うために

- 編集　山下芳久／峰島三千男
- 企画　臨牀透析編集委員会

日本メディカルセンター

編　集：山下　芳久　埼玉医科大学保健医療学部医用生体工学科
　　　　峰島三千男　東京女子医科大学臨床工学科

企　画：臨牀透析編集委員会

執筆者一覧（執筆順）

芝本　　隆	清湘会記念病院臨床工学部・臨床工学技士	
井越　忠彰	日本医療器材工業会・ISO担当委員	
内野　順司	公益社団法人日本臨床工学技士会透析液等WG みはま病院ME部・臨床工学技士	
川崎　忠行	公益社団法人日本臨床工学技士会	
菅野　有造	東京医科歯科大学医学部附属病院MEセンター・臨床工学技士 現 東京腎泌尿器センター大和病院	
砂子澤　裕	九州保健福祉大学保健科学部臨床工学科	
竹澤　真吾	九州保健福祉大学保健科学部臨床工学科	
大澤　貞利	釧路泌尿器科クリニック・臨床工学技士	
久島　貞一	釧路泌尿器科クリニック泌尿器科	
大薗　英一	越谷大袋クリニック/日本医科大学微生物免疫	
岩本ひとみ	天神会新古賀クリニック臨床工学部・臨床工学技士	
野田　哲寛	天神会新古賀病院臨床検査部・臨床検査技師	
古賀　伸彦	天神会新古賀病院循環器内科	
山本　英則	紀陽会北条田仲病院・臨床工学技士	
田仲　紀陽	紀陽会田仲北野田病院/北条田仲病院 内科	
栖村　友隆	いでクリニック・臨床工学技士 現 千葉科学大学危機管理学部医療危機管理学科	
井出　孝夫	いでクリニック	
小野　信行	松山医院大分腎臓内科透析部・臨床工学技士	
荒川　昌洋	紀陽会田仲北野田病院臨床工学科・臨床工学技士	
石橋　　翼	紀陽会田仲北野田病院臨床工学科・臨床工学技士	
稲田　卓矢	紀陽会田仲北野田病院臨床工学科・臨床工学技士	
小林　　宏	紀陽会田仲北野田病院臨床工学科・臨床工学技士	
藤原　功一	紀陽会田仲北野田病院臨床工学科/診療技術部・臨床工学技士	
塚本　　功	埼玉医科大学国際医療センターMEサービス部・臨床工学技士	
山下　芳久	埼玉医科大学保健医療学部医用生体工学科・臨床工学技士	
森上　辰哉	五仁会元町HDクリニック臨床工学部・臨床工学技士	
申　　曽洙	五仁会元町HDクリニック内科	
星野　武俊	明理会中央総合病院臨床工学科・臨床工学技士	

● 本書編集協力：伊丹儀友

「臨牀透析」編集委員

川口　良人	大平　整爾	浅野　　泰	鈴木　正司	原田　孝司	秋葉　　隆	伊丹　儀友
中山　昌明	加藤　明彦	小松　康宏	西　　慎一	宇田　有希	下山　節子	水附　裕子
佐藤　久光	中原　宣子	市川　和子	齋藤かしこ	峰島三千男	山下　芳久	

名誉編集委員　前田　貞亮

序　文

　酢酸透析液が使用されていた時代には透析液の清浄化についてあまり気にすることはなかったが，その後 1980 年代初めより，重炭酸透析液に替わり，グルコースが透析液中に加わるようになってきてからは，適正な洗浄消毒が実施されないと透析装置内や配管内に化学物質の結晶化がみられたり，バイオフィルムの形成や細菌が発生する現象が起きるようになり，透析装置や配管などの洗浄消毒について注目されるようになってきた．

　また，透析膜においても当初は，小分子量物質除去が目的であったが，長期合併症などの予防として小分子量物質から中・大分子量物質，低分子量蛋白除去が目的となってきたことから，使用される透析膜の孔径は徐々に大きくなっていった．その結果，血液中から大きな物質も除去できる反面，透析液中からも有害物質が血液中に入ってきてしまうということが生じるようになった．この有害物質を血液中に入れることなく，血液中から大きな物質も除去するためには透析液をきれいにする必要があり，透析液清浄化の必要性が大きく言われるようになった．

　透析医療のなかで，透析液の清浄化や水質基準についての検討が重ねられ，日本透析医学会で 1995 年に初めて清浄度基準が示され，1998 年，2005 年，2008 年に改訂が行われている．国際的には，国際標準化機構（ISO）で 2005 年に透析液中のエンドトキシン（ET）濃度や細菌数の基準が提示され，2011 年にさらなる基準案が発行されている．日本臨床工学技士会では，透析液等安全委員会を立ち上げ 2006 年に「透析液清浄化ガイドライン」Ver 1.05 を提示した．その後，臨床現場の状況を見ながら，2009 年に Ver 1.06 へ更新し，2011 年に Ver 2.00 へ改訂を行った．

　近年，透析液の清浄化，水質管理，ライン管理などを含めた透析液の安全管理はますます重要となり，その注目度もさらに大きくなっている．2010 年にオンライン HDF 装置が認可され，透析液水質確保加算も認められ，さらに 2012 年には「人工腎臓 2 慢性維持透析濾過（複雑なもの）」として薬価収載されるとともに，「透析液水質確保加算 2」の申請要件が付与された．加算基準には，関連学会水質基準を満たすこと，透析液安全管理者の配置，透析機器安全管理委員会の設置が条件となっている．これにより，本邦においても初めてオンライン HDF 療法が認められ，普及が加速するものと思われる．そして，この方法は透析液を直接に血液の中に補充するために透析液の清浄化は必須となり，その安全管理はたいへん重要

なものとなった．

　本書は，雑誌『臨牀透析』の連載として，2010年より「透析液の安全管理」と題し，透析液の適正な清浄化と水質管理を行うために取り上げたシリーズを一冊にまとめたものである．各領域でのエキスパートの先生にご執筆をお願いして，最前線の情報を具体的にわかりやすく解説し，知識と技術を整理して，適正な透析液の安全管理が施行できるようになることを目的としている．本書が「透析液の安全管理」に役立ち，透析医療の発展に寄与するものとなれば幸いである．

　2013年5月

埼玉医科大学保健医療学部医用生体工学科
山下　芳久

CONTENTS

透析液の安全管理 ― 適正な清浄化と水質管理を行うために

1 透析液安全管理の必要性

芝本　隆　9

- ❶ なぜ，透析液安全管理が必要か／10
- ❷ 透析用水の管理／11
- ❸ 水質基準／12

2 透析液に関するISOの動向

井越　忠彰　16

- ❶ ISO規格化の手順と審議経緯／16
- ❷ ISO基準の問題点と現在の状況／17
- ❸ 本邦における水質基準の変遷／18
- ❹ 各国の水質基準／18

3 透析液清浄化ガイドライン―日本臨床工学技士会(JACE)の取り組み

内野　順司，川崎　忠行　20

- ❶ 本邦の清浄化の特徴／20
- ❷ 清浄化ガイドラインの歴史／20
- ❸ 透析液清浄化ガイドラインの構成／22
- ❹ 透析液清浄化ガイドラインの更新項目／22

4 透析用水の化学物質汚染

菅野　有造　28

- ❶ 透析液に起因する医療事故／28
- ❷ 水道水の水質基準／28

- ③ 透析用水の水質基準／30
- ④ 残留塩素／32
- ⑤ 重・軽金属／32
- ⑥ 放射性物質／32

5 エンドトキシンの基礎

砂子澤　裕，竹澤　真吾　35

- ① エンドトキシンの構造と生理活性／35
- ② エンドトキシン値による透析液水質評価／37

6 エンドトキシンの測定法

大澤　貞利，久島　貞一　40

- ① エンドトキシン測定の基本原理／40
- ② エンドトキシン活性値測定の手技／41

7 細菌・微生物の基礎

大薗　英一　45

- ① 無菌至上主義とヒトと菌の共生―"パスツールの視点"／45
- ② 透析用水や透析液中に棲む菌の特徴（透析液細菌学 dialysate bacteriology）／47
- ③ バイオフィルム／48
- ④ 透析液の汚染経路／49
- ⑤ "うまく制御"する方法論／51

8 生菌数試験

岩本ひとみ，野田　哲寛，古賀　伸彦　55

- ① 評価ポイントと測定頻度／55
- ② 採取方法／56
- ③ 使用する培地の種類／56

- ④ 培地使用の実際／57
- ⑤ 培養温度／59
- ⑥ 培養日数／59
- ⑦ コンタミネーション（科学実験の場における汚染）の判断／59
- ⑧ コロニー計数／59
- ⑨ 培養のための設備／59
- ⑩ 基準値と評価方法／60

9 培養法以外の細菌検出法

山本　英則, 田仲　紀陽　62

- ① 培養法と非培養法／62
- ② 培養法を併用した細菌検出法／67

10 水処理システム

楢村　友隆, 井出　孝夫　69

- ① 水処理システムの基本構成とその目的／69
- ② 水処理システムの最近の動向／72

11 透析液作製供給装置とライン管理

小野　信行　75

- ① バリデーション概念と透析液作製供給システムの構築／75
- ② 透析液水質管理の基本コンセプト／78
- ③ 透析液濃度（組成）管理について／80

12 微粒子除去フィルタ―エンドトキシン捕捉フィルタについて

荒川　昌洋, 石橋　翼, 稲田　卓矢,
小林　宏, 藤原　功一, 田仲　紀陽　81

- ① ETRFの特徴／81
- ② ETRFの管理／82
- ③ ETRFの性能試験／84

13 洗浄消毒薬

塚本　功, 山下　芳久　85

- ❶ 洗浄消毒薬の必要性と要件／85
- ❷ 洗浄消毒薬の種類／86
- ❸ 透析装置に対する洗浄消毒薬の使用方法／90

14 熱水消毒

森上　辰哉, 申　曽洙　93

- ❶ 熱水消毒の概要／93
- ❷ 熱水対応装置／95

15 透析液安全管理の実際

星野　武俊, 芝本　隆　99

- ❶ 透析液水質管理計画／99
- ❷ 透析機器安全管理委員会の編成／99
- ❸ 透析液製造工程の評価／100
- ❹ 管理方法の設定／101
- ❺ 計画の運用／102

索　引………106

透析液の安全管理

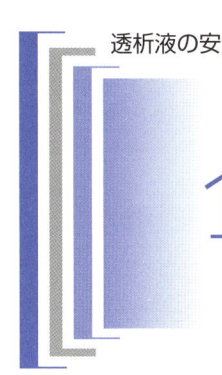

1 透析液安全管理の必要性

Key words 透析液安全管理，水質基準，化学的汚染物質，生物学的汚染物質

はじめに

　2010年4月，透析液水質確保加算が診療報酬に収載され，今日まで透析液清浄化を真摯に追求してきた仲間たちの苦労が報われた．また，透析液を清浄化することが透析医療の安全確保に重要な意味をもつことが裏付けられた．また，2012年4月にはオンライン血液透析濾過（HDF）に対する透析液水質確保加算が別途追加された．したがって，透析液の安全管理を十分に理解して取り扱う必要性・重要性がさらに増した．

　では，透析液安全管理はいつ頃から始まったのか．緩衝剤として酢酸が透析液組成に加えられた時期から透析医療にシステム化の動きがみえ始め，その後，酢酸透析液から重炭酸透析液に代わった時期，透析液の安全管理が全国の各施設から自然発生的に始まったと記憶する．1995年，日本透析医学会から透析液安全基準が初めて提示された[1]．その後，透析液清浄化はハイパフォーマンス膜の登場やオンラインHDFの試みなどを背景に，1998年[2]，2005年[3]と見直された．ただし，生物学的汚染に関する項目としてはエンドトキシン（ET）濃度の管理基準に限定され，細菌についての明確な基準は示されなかった．2002年，筆者らは透析液安全管理の一環として，透析液中の生物学的汚染の現状を報告[4]したが，当時は関心をもたれなかった．

　国際的には，2005年に国際標準化機構（ISO）より透析液中のET濃度，細菌数基準が提示された（ISO/DIS-23500）．この提示により生物学的汚染管理に関心が集まり，わが国でも細菌数基準が追加された．日本透析医学会および日本臨床工学技士会に対し，ISO基準を踏まえたわが国独自の透析液清浄化基準作成と臨床実施が求められる．

❶ なぜ，透析液安全管理が必要か

　透析用水は水道水や井水を処理して作られる．水道水は各地方自治体で浄化し各家庭へ供給する．水道水は厚生労働省で決められた基準を守り，化学的溶存物質や微生物に対し厳しく管理されている．しかし，この水道水を透析用水として用いる場合，直接，血液透析療法に応用することは難しい．膜を介して血液と接触する透析液（透析用水）はさらなる清浄化が要求される．また，井水を透析用水として用いる場合も同様で，各施設により化学的溶存物質や生物学的汚染対策を施す必要がある．したがって，血液透析療法においては透析液作製に用いる透析用水清浄化は重要な位置を占める．

　透析液安全管理目的の一つは「正確な透析液組成を作り出し治療現場へ提供する」ことであり，今一つは「透析液中に溶存する物質による副作用を防ぐ」ことである．透析液用水の清浄化が透析液清浄化に大きく関与する．

1. 透析液とは

　透析液の働きは「体内に蓄積した生体にとって不要な物質の除去」「生体の不足物質の補充」「正常物質の維持」である．

　透析液は薬品メーカより市販され，医薬品に位置する．一般の人がだれでも自由に薬店で購入できる医薬品を一般用医薬品と呼び，医師の処方箋で使用する医薬品を医療用医薬品と呼び，この2種に分けられる．

　そこで透析液を考えてみる．透析液は医療用医薬品であり，透析液を製造する製薬会社では製造工程で使用する水の安全性を担保しなければならない．この注射用水の安全性を担保するために「バイオバーデン」や「バリデーション」に沿って透析液を作り，安全な製品として市場へ提供する．

2. 透析液溶存物質と臨床症状

1）透析液溶存物質と臨床症状

　透析液中に溶存する物質と臨床症状を表1に示した．透析液中に溶存する物質には化学的溶存物質と生物学的溶存物質がある．化学的溶存物質は電解質と金属に分けられ，透析用水中に電解質が溶存すると正確な透析液組成として治療の場に提供することが困難となる．溶存する重金属は嘔気，嘔吐を発症させ，長期的には貧血や骨病変などの臨床症状発生に関与する．

　一方，透析液中に微生物が存在する場合では，急性症状として現れることが多い．嘔気，嘔吐はもちろん，発熱や感染を引き起こし生命の危機的原因ともなる．

2）透析液清浄化に起因する臨床効果

　現時点で透析液清浄化による効果として貧血の改善が多く報告されている．この根拠は，清浄化された透析液使用により透析患者の炎症反応が低下し，エリスロポ

表1 透析液中の溶存物質と代表的な臨床症状

溶存物質	臨床症状	溶存物質	臨床症状
アルミニウム，クロラミン，銅，亜鉛	貧血	カルシウム，マグネシウム	筋肉病変
アルミニウム，フッ素	骨病変	バクテリア，カルシウム，銅，亜鉛，エンドトキシン，低pH，マグネシウム，硝酸塩，硫酸塩	嘔気，嘔吐
クロラミン，銅，硝酸塩	溶血		
カルシウム，ナトリウム	高血圧		
バクテリア，エンドトキシン，硫酸塩	低血圧	アルミニウム	神経障害，神経損傷
低pH，硫酸塩	代謝性アシドーシス		

エチン抵抗性が改善する[5]といわれる．さらに，透析アミロイド症の軽減や残存する腎機能が維持されるとの報告[6]もある．

今後，清浄化された透析液により各施設で透析療法が実施され，長期的な研究が数多く行われる．その結果として，透析液清浄化と臨床効果を明確にしたエビデンスが期待できる．

② 透析用水の管理

1. 逆浸透膜がなぜ透析用水製造の中心なのか

透析現場における透析液安全管理を考えてみると，そのほとんどは「透析用水製造装置」と「透析装置」で，これに両者を繋ぐ配管系の管理が加わる．透析用水製造装置管理では透析用水を作り出す水処理装置の組み合わせをいかに設計し，各処理装置がパフォーマンス良くその機能を発揮するかにかかる．

血液透析に用いられる透析液は，市販される透析液原液を各施設に設置された水処理装置により作製された透析用水で希釈し用いる．透析用水中に溶存する微量な不純物でも長期間の治療では，患者に合併症を引き起こす可能性は否定できない．

図1に透析用水製造装置の基本的な組み合わせを示した．透析用水製造の基本

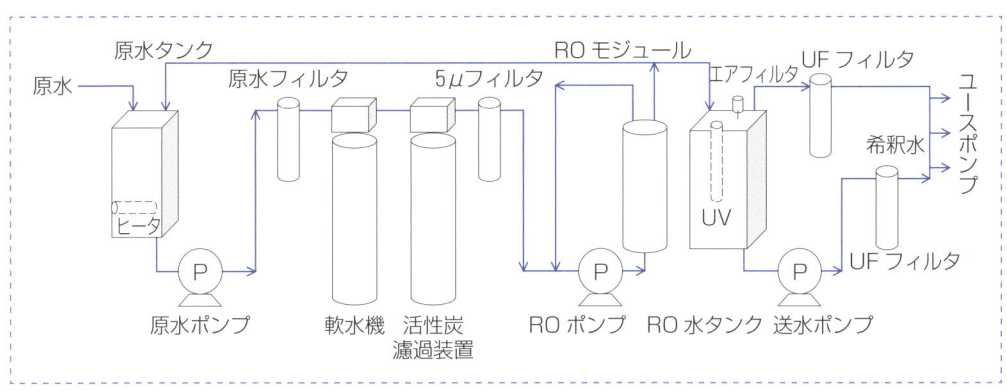

図1 透析用水製造装置の基本構成

は，透析患者を水の曝露から守り，正確な透析液組成を治療に提供することにある．その透析用水製造の中心的役割を果たすのが逆浸透（RO）装置で，RO 装置を中心に，RO 装置の負荷を軽減する前処理装置，RO 処理水の清浄度を保つ後処理装置がこれに組み込まれる．

では，なぜ RO 装置が透析用水製造の中心なのか．RO 装置による水処理の最大の特徴は，1 回のプロセスで臨床的に悪影響を及ぼすといわれる水中不純物成分を，ほとんど治療上問題のないレベルまで除去可能なことに尽きる．また，それだけのパフォーマンスをもっているにもかかわらず，管理しやすい装置であることも理由の一つである．

2．バイオバーデン（bioburden）とバリデーション（validation）

1）バイオバーデンとは

サンプル中に混入している微生物の数である．医療機関における医療機器の滅菌および製造工程での滅菌に際し，的確な効果を得るためには，あらかじめ付着しているバイオバーデンをいかにして減少させるかが重要となる．バイオバーデンは，製造現場の作業工程に十分な制御対策が考えられているか否かの判断材料となる．

2）バリデーションとは

医薬品の製造，品質管理に対する，設備，手順，工程などから期待される結果を検証し，これを文書化すること．GLP（good laboratory practice）や GMP（good manufacturing practice）から要求される事項の一つで，医薬品業界では必要不可欠である．透析用水製造に当てはめると，わが国のほとんどの施設は数種の水処理装置を組み合わせて使用する．この多段による装置で連続的に透析用水が製造される．要するに，透析用水の製造工程が構築されていることになる．したがって，透析用水の作製に際し「各装置が仕様どおりの性能を有する」「多段装置の組み合わせ」「製造工程が設計どおりになっている」「透析用水製造管理が目的どおりに行われている」「透析用水の清浄化が保証できる」などの項目がバリデートされれば，総合的に要求される結果が得られると考える．

③ 水質基準

透析液清浄化に関する日本臨床工学技士会が提示する透析用水，供給装置，患者監視装置などに関する水質基準[URL1)]を表 2 に示した．また，表 3 には日本臨床工学技士会 透析液清浄化ガイドライン Ver 2.00，ISO23500（2011）[7]，JSDT 基準 2008[8]の透析液水質基準を示した．どちらにしてもすべての基準は ISO/DIS-23500 を参考に作られ，透析液水質評価基準としては ET 濃度や細菌数が議論の対象となる．しかし，はじめに化学的溶存物質を評価することは絶対条件である．

表 3 には生物学的汚染を中心とした水質基準が記されている．透析用水（RO 処理水）の ET 濃度は 0.050 EU/mL 未満，生菌数 100 CFU/mL 未満と規定され，こ

表2 透析用水，透析装置などに関する水質基準

	生菌数（CUF/mL）未満	検体量	ET活性値（EU/mL）未満
透析用水	10 目標 1	1〜100 mL	0.01 目標 0.001
透析液 　透析液供給装置 　（溶解装置含む）	10 目標 1	1〜100 mL	0.01 目標 0.001
患者監視装置	0.1	10〜100 mL	0.001
逆濾過透析液 　応用全自動装置	0.1	50〜100 mL	0.001
オンラインHDF/HF	専用装置製造販売メーカの定める管理基準に準じるが，透析用水生物学的汚染管理基準の目標値と専用装置入口は透析液生物学的汚染管理基準の水質レベルを推奨する．また，臨床運用に当たっては各施設の透析機器安全管理委員会で適切に管理する．		
測定頻度	・透析用水：1回/月以上 ・透析液：月1回以上，1年で全台 ・逆濾過透析液応用全自動装置 オンラインHDF/HFの場合：メーカの添付文書に記載された管理基準に準ずる．		

〔日本臨床工学技士会：透析液清浄化ガイドライン Ver. 2.00[URL1] より引用〕

の数値はかなり厳しい基準である．前述のごとく，RO装置による処理は多くの不純物を一度に臨床的に問題のない値まで低下可能であり，それゆえRO装置管理の重要性がこの基準値からもうかがえる．RO装置の処理水はその後段処理装置の管理によって清浄化が維持され，二次汚染発生の有無を確認するためにも，透析装置での水質が重要となる．RO装置の処理水と透析装置から採取する透析用水と透析液は並行して水質管理を行う必要がある．さらに，透析液を体内へ注入する治療や，逆濾過が考えられるダイアライザでは透析液の清浄化基準はさらに厳しくなる．

一方，ET捕捉フィルタ（ETRF）が透析用水製造装置や透析装置に設置されている．ETRFではET濃度の管理や細菌数の増加を阻止する性能が問われる．図2にETRFのET濃度管理および細菌の阻止性能試験（LRV）を示した．ETRFは正常に機能する場合は微生物汚染を十分防ぎうるが，長期間の使用による膜の劣化やリークが否定できず，定期的な試験を行う必要がある．

おわりに

透析用水，透析装置，それを繋ぐ配管などを日常的に保守管理することにより，透析液安全管理に繋がると信じる．また，災害時における透析液安全管理対策も各施設において確立されたい．

表3 日本臨床工学技士会・ISO23500・JSDT 基準の比較

	透析液清浄化 Ver 2.00[URL1]		ISO 23500 (2011)[7]		JSDT 基準 2008[8]	
	生菌数 (CFU/mL)未満	ET 活性値 (EU/mL)未満	生菌数 (CFU/mL)未満	ET 活性値 (EU/mL)未満	生菌数 (CFU/mL)未満	ET 活性値 (EU/mL)未満
透析用水 Dialysis water	10 目標 1	0.01 目標 0.001	100 アクション レベル 50	0.25	100	0.05
標準透析液 Dialysis fluid			100 アクション レベル 50	0.5	100	0.05
超純粋透析液 Ultrapure dialysis fluid	0.1	0.001	0.1	0.03	0.1	0.001
置換用透析液 Substitution	専用装置製造販売メーカの定める管理基準に準ずるが，透析用水生物学的汚染管理基準の目標値と専用装置入口は透析液生物学的汚染管理基準の水質レベルを推奨する．また，臨床運用に当たっては各施設の透析機器安全管理委員会で適切に管理する．		適切な局方の要求事項に準じ，生存する微生物がいないこと	0.03 検出限界未満	10^{-6} 超純水を担保	0.001 検出限界未満
生菌数測定 検体量	・透析用水 1〜100 mL ・透析液 1〜100 mL ・逆濾過透析液応用全自動装置 50〜100 mL		・透析液 10〜25 mL 以上 1,000 mL		・Ultrapure dialysis fluid 10 mL 以上	
測定頻度	・透析用水：1回/月以上 ・透析液：月1回以上，1年で全台 ・逆濾過透析液応用全自動装置オンライン HDF/HF：メーカの添付文書に記載された管理基準に準ずる．		・サンプリングスケジュールは，各装置が少なくとも年1回サンプリングされるようにし，頻度は月1回モニタリングすることが多い．		・透析用水：1回/3カ月 ・透析液：2台/月以上，1年で全台 ・オンライン補充液：ET 活性値2カ所/月，生菌2台/月以上，1年で全台	

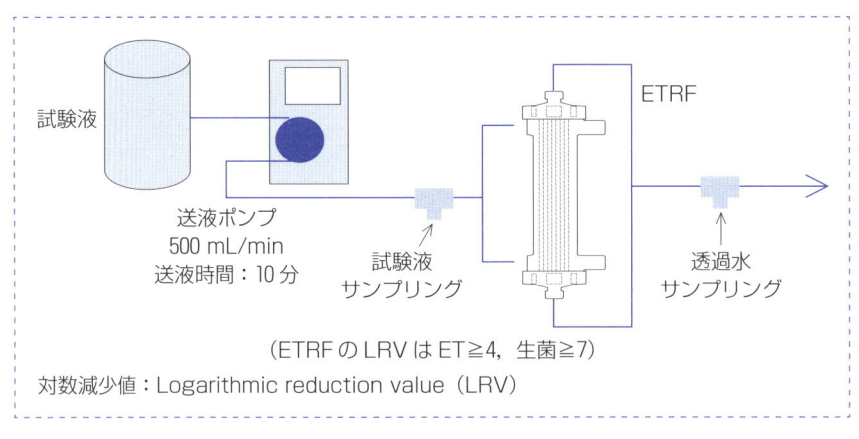

図2 ETRF の ET 濃度管理と細菌の阻止性能試験（LRV）

透析療法はほかの治療と異なり，治療目的を達成するため大量の水を使用する．透析患者と健常人の水による曝露量を比較すると，透析患者は健常人に比べ約42倍の危険に曝される．透析液水質確保加算が診療報酬に追加された理由もこの辺りにあり，透析液の清浄化が問われる背景である．もちろん，透析液を体内へ注入する治療が認められたことも影響している．透析液安全管理および透析液清浄化の実施効果が，臨床工学技士のスキルアップに繋がることを大いに期待する．

文　献

1) 山上征二：透析液安全基準策定報告．透析会誌　1995；28：1487-1493
2) 森井浩世，浅野　泰，内藤秀宗，他：ガンブロ社AK100-Ultraのための透析液安全基準・施設基準について．透析会誌　1998；31：1107-1109
3) 川西秀樹，峰島三千男，竹澤真吾，他：新たな透析液水質基準と血液浄化器の機能分類．透析会誌　2005；38：149-154
4) 芝本　隆，信沢正美，小野祐嗣：透析液清浄化の現状と問題点．日本防菌防黴学会誌　2002；30：13-20
5) Sitter, T., Beagner, A. and Schiffl, H : Dialysate related cytokine induction and response to recombinant human erythropoietin in haemodialysis patients. Nephrol. Dial. Transplant.　2000；15：1207-1211
6) McKane, W., Chandna, S. M., Tattersall, J. E., et al.：Identical decline of residual renal function in high-flux biocompatible hemodialysis and CAPD. Kidny Int.　2002；61：256-265
7) ISO 23500：2011 Guidance for the preparation and quality management of fluids for haemodialysis and related therapies.
8) 秋葉　隆，他：透析液水質基準と血液浄化器性能評価基準2008．透析会誌　2008；41：159-167

参考URL（2013年4月現在）

1) 日本臨床工学技士会：透析液清浄化ガイドライン Ver. 2.00．2011
http://www.ja-ces.or.jp/03publish/pdf/touseki_guideline2.00.pdf

（芝本　隆）

〔初出：臨牀透析　vol.26　no.10　2010〕

透析液の安全管理

2 透析液に関するISOの動向

Key words 透析液清浄化，エンドトキシン，細菌数，ISO基準

はじめに

　透析液の水質管理に関する国際規格は，2004年1月，米国が自国の規格（ANSI/AAMI RD52：米国規格協会/医療器具開発協会発行）由来の基準案を提案したことに始まる．この基準案は，いわゆる透析施設での管理を目的とした化学的および微生物学的汚染物質を抑制することに主眼がおかれていた．本邦で注目されたのは，微生物学的汚染物質に，エンドトキシン（以下，ET）のみならず細菌も含まれていたことである．本基準案は2011年5月に国際標準化機構（International Organization for Standardization；ISO）よりISO 23500（以下，23500）として発行されている．また，関連基準には2009年4月にすでに発行された透析原液に関するISO 13958（以下，13958），透析用水に関するISO13959（以下，13959），水処理システムに関するISO26722（以下，26722），透析液規格に関するISO11663（以下，11663）の四つがある．これらの基準を含めた概要と，今後の動向について述べたい．

1 ISO規格化の手順と審議経緯

　ISO規格は，図に示したとおり，新規案件が採用された後，四つの段階を踏んで成立に至る．透析液の清浄化に関する基準作りは，技術委員会TC150（Implants for surgery）の小委員会SC2（Cardiovascular Implants and extracorporeal systems）に設けられた血液浄化療法を扱う作業部会WG5（Renal replacement, detoxification and apheresis）で審議・検討が行われてきた．2004年9月の国際会議において，米国の提案した透析液水質に関する基準案が議題として採択され，2005年10月，韓国・慶州で開催された会議で基準案の討議が開始された．これを機会として日本でも基準案に対する関心が高まり，日本医療器材工業会（以下，医器工）の人工腎臓部会において透析液水質管理検討作業部会（以下，透析液WG）

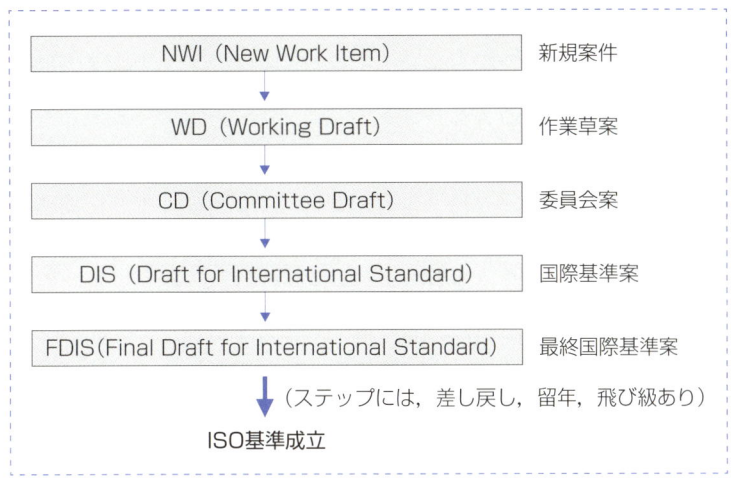

図 ISO 規格化へのステップ

が設立された．この透析液 WG において日本側の意見をまとめ，基準案に対する投票を行った．また，代表者が国際会議に出席し，日本側の意見を反映させるべく，討議に参加した．

2006年9月，オーストリア・ウィーンで開催された会議では，23500 はほかの基準案と関連づける必要性があるため，国際基準案（以下，DIS）から委員会案（以下，CD）に差し戻され，かつ透析液規格（11663）と透析液施設管理（23500）の二つの基準案に分割された．また，13958，13959，26722 は指摘事項が多かったため十分な討議時間が必要という理由から，CD の 2nd Version とされた．23500 を除く4件の基準案は翌2007年の中国・天津会議にて DIS へ，2008年9月のドイツ・ベルリン会議で，最終国際基準案（以下，FDIS）へ進み，前述のごとく2009年4月に正式発行されている．さらに，足踏みをしていた 23500 は，同年9月の京都会議にて十分な討議がなされた後，DIS へ，2010年9月の米国・オーランド会議で FDIS へ移行し，2011年5月に ISO 23500[1] として成立・発行された．

2 ISO 基準の問題点と現在の状況

透析液の清浄化に関する規格化において，日本側で問題視したことは，対象となる透析システムが欧米と本邦で根本的に異なることである．すなわち，欧米では，そのシステムが個人用透析装置で構成され，本邦では多人数用透析液供給装置を中心としたセントラル透析液供給システム（以下，CDDS）が主流である．透析液の水質管理において，このようなシステムの違いが基準に影響を与えないよう，かつ，本邦の CDDS を認知させるべく，日本側から意見を提出し，会議にて主張を続けた．その結果，用語の定義および付属文書での解説という形で CDDS が盛り込まれた．

ISO 基準は原則的に強制力はなく，運用は国ごとに任されているが，すでに発行

された基準には，いくつかの問題点が散見される．たとえば，13958のなかに規定されている透析液の電解質濃度の許容範囲は規格値±5%であるが，すでに本邦で製造承認を受け，販売されている透析液の一部には，この範囲を超えるものがある．また，26722において警報音の規定が電気・電子機器に関する国際標準規格IEC60601-1-8と一致していないところがある．これらの事項は，5年ごとに実施される見直し時に，再度日本側の意見として提言していきたい．

前述のごとく5つの基準は成立した時期が少しずれたため，用語の定義や説明文に不一致の部分がみられる．そこで整合性をはかる作業が2012年から開始された．

③ 本邦における水質基準の変遷

本邦での透析液水質基準の変遷を振り返ってみたい．まず，1995年，日本透析医学会が初めて基準を提示し，透析液のET濃度を0.25 EU/mL未満，細菌数を100 CFU/mL未満とした．次に1998年，オンライン血液透析濾過（on-line HDF）の水質基準として透析液のET濃度を0.1 EU/mL未満，置換液のET濃度および細菌数をそれぞれ，測定限度未満，10^{-3} CFU/mL未満と規定した．続いて，2005年，内部濾過促進型透析器に対応した，透析液のET濃度を0.01 EU/mL未満とする基準が提示された．これらは，透析用水の基準も含めた透析液全般の水質管理を提言した，2008年の委員会報告[2]という形でまとめられた．一方，日本臨床工学技士会では委員会を設立し，独自のガイドライン[URL1]を作成した．これらの基準やガイドラインについて，微生物学的水質基準値の比較一覧を表1および表2に提示する．この一覧表で示されているとおり，本邦ではET濃度の基準値が，ISO基準よりも厳格になっているが，これは本邦における透析液の清浄化がET濃度で規定されてきたこと，より感度の高いET濃度測定が可能であることからと推定される．

④ 各国の水質基準

ISO基準23500のたたき台になった米国のANSI/AAMI RD52は2004年に発行され，標準透析液と超純粋透析液の2つの概念が導入されたが，2011年にISO基準をそのまま準拠したANSI/AAMI/ISO 23500：2011に改訂された．また，ヨーロッパでは2002年にERA-EDTA Guidelineが提唱されたことを契機に，各国の基準が整備されてきた．とくに，スウェーデンではon-line HDFの普及を目的に強い規制の基準が制定されている[3]．

おわりに

透析液清浄化に関するISO基準は，草案が検討されてから，約5年を経過した2009年に，透析原液，透析用水，水処理システムおよび透析液の規格に関する基準が制定された．施設での透析液管理を規定した23500は紆余曲折があったが，2011年にようやく成立の運びとなった．これらの基準は，透析技術料への「透析

表1 微生物学的水質基準値比較表（ET）

	ISO基準 11663 (23500)[1]	透析液水質基準 JSDT委員会報告[2]	日臨工ガイドライン Ver 2.00 [URL1]
透析用水	0.25 EU/mL 未満	0.050 EU/mL 未満	0.010 EU/mL 未満 （目標値：0.001 EU/mL 未満）
標準透析液	0.50 EU/mL 未満	0.050 EU/mL 未満	
超純粋透析液	0.03 EU/mL 未満	0.001 EU/mL 未満 （測定感度未満）	0.001 EU/mL 未満
注入用透析液	無発熱性	0.001 EU/mL 未満 （測定感度未満）	専用装置製造販売メーカの添付文書に記載された管理基準に準じる

表2 微生物学的水質基準値比較表（生菌数）

	ISO基準 11663 (23500)[1]	透析液水質基準 JSDT委員会報告[2]	日臨工ガイドライン Ver 2.00 [URL1]
透析用水	100 CFU/mL 未満	→	10 CFU/mL 未満 （目標値 1 CFU/mL 未満）
標準透析液	100 CFU/mL 未満	→	0.1 CFU/mL 未満
超純粋透析液	0.1 CFU/mL 未満	→	
注入用透析液	無菌保証水準	10^{-6} CFU/mL 未満	専用装置製造販売メーカの添付文書に記載された管理基準に準じる

JSDT：日本透析医学会，日臨工：日本臨床工学技士会

液清浄化加算」という形で反映されている．規格や基準においてもグローバル化が進められている現状において，今後，各国の基準や国際基準に注目し続けることが，ますます必要になってくるだろう．

文　献

1) ISO 23500：2011 Guidance for the preparation and quality management of fluids for haemodialysis and related therapies.
2) 秋葉　隆，川西秀樹，峰島三千男，他：透析液水質基準と血液浄化器性能評価基準 2008．透析会誌　2008；41：159-167
3) 酒井良忠：透析液清浄化—基準と達成への課題．腎と透析　2008；65（増刊号）：639-645

参考URL（2013年4月現在）

1) 日本臨床工学技士会：透析液清浄化ガイドライン Ver. 2.00．（2011年10月5日）
http://www.ja-ces.or.jp/03public/pdf/touseki_guideline2.00.pdf

（井越　忠彰）

〔初出：臨牀透析　vol.26　no.11　2010〕

透析液の安全管理

3 透析液清浄化ガイドライン
── 日本臨床工学技士会（JACE）の取り組み

Key words 臨床工学技士，透析液清浄化，ガイドライン，CDDS，オンライン HDF，透析機器安全管理委員会

はじめに

2004 年より国際標準化機構（International Organization for Standardization；ISO）SC2/WG5 で透析液清浄化に関係する基準案が審議されてきた[1,2]．審議が進むにつれ ISO に関連する団体を通じ，透析液清浄化について現場の第一線で勤務する臨床工学技士に多くの意見が求められてきた．それに対応する目的で（公社）日本臨床工学技士会透析液等安全委員会（旧称：血液浄化関連標準化検討委員会 WG2）を立ち上げ，ISO 対策委員会，ISO 会議への参加，透析液清浄化の現状把握，清浄化ガイドライン提示と普及などの活動を行っている．

1 本邦の清浄化の特徴

透析液清浄化を議論する場合，透析システムが問題となる．欧米はほとんどが個人用透析システムで構成されていることに対し，本邦は多人数透析システム（central dialysis fluid delivery system；CDDS）が一般的である．CDDS は複数業者の医療機器と非医療機器の組み合わせで構成されているため，欧米のように単独製造販売業者（複数の場合もある）が透析液の清浄度を保証することが困難である（図 1，2）．そのため結果的に，本邦の透析液清浄化管理は臨床工学技士の工夫と努力によって成し遂げられてきたものといっても過言ではない．

2 清浄化ガイドラインの歴史

日本臨床工学技士会（JACE）は，2006 年 8 月に透析液清浄化ガイドライン Ver 1.05 を提示した[3,4]．これは清浄を「透析用水と透析液に関し，化学物質の汚染および生物学的汚染がなく，安全に治療を行うことのできる装置の設計および管理方法」と定義し，臨床と工学の専門職種としての立場から，透析医療の安全性の担保と最低限の遵守事項を基本に構成されているものである．しかし時間の経過ととも

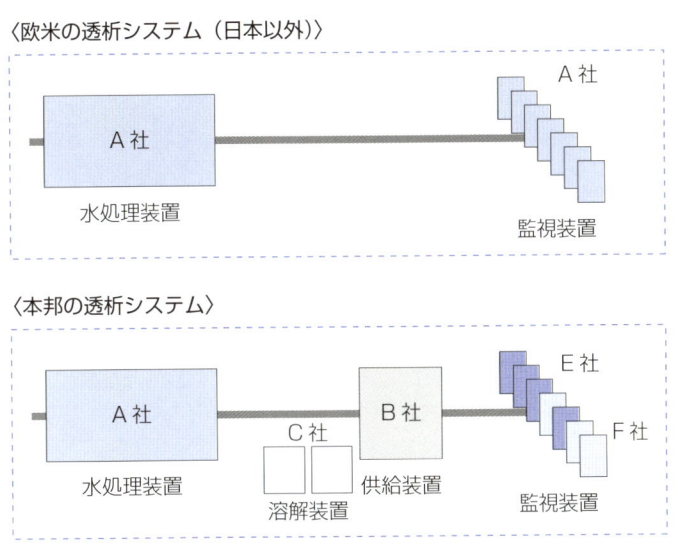

図1 透析システムの比較

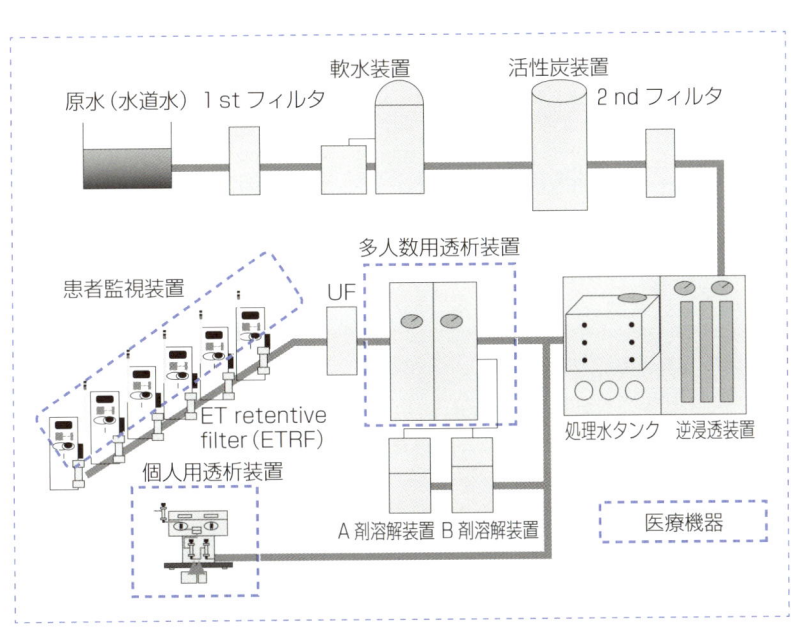

図2 本邦の透析関連装置と医療機器の区分

に，関連する研究会・学会などの報告を勘案し，とくに生物学的管理基準，管理方法などに臨床現場のレベルアップが行われ内容の改訂が必要であると判断し，2009年11月にVer 1.06へ変更した．さらに法的規制においても2010年に承認事項の一部変更申請が承認され，オンラインHDF/HF治療が当該装置を用いることで施行可能となり，また同年4月から透析液清浄化加算も認められた．このように透析液清浄化を取り巻く環境が大きく変動しているため，2011年10月に生菌数の基準

をより高度に変更することを主とした透析液清浄化ガイドラインVer 2.00[URL1]へ改訂を行った．

③ 透析液清浄化ガイドラインの構成

　本ガイドラインは，目的，清浄化の定義，管理基準，清浄化の実際，遵守と検証，付録より構成されており，単に管理基準だけを提示するものではなく，装置の機能と詳細な管理方法についても記載されている．その管理基準について他団体が提示するものとの比較は，p. 14 表3を参照されたい．

④ 透析液清浄化ガイドラインの更新項目

　ガイドラインの解説は本誌2007年5月号[3]，2011年1月号[5]において一度掲載されている．また本文もJACEのホームページ上で随時提示してきたため，本編では2011年にバージョンアップされた重要項目につき解説する．Ver 1.07より更新された項目一覧を示す（表）．

　以下　　部は，ガイドラインVer.2.00[URL1]よりの引用であり，その下に，「更新のポイント」を解説する．

> 4-3　多人数用透析液供給装置（透析液），B溶解装置（透析用水），A溶解装置（透析用水）
> 　ET活性値：0.01 EU/mL 未満　　目標値 0.001 EU/mL 未満
> 　生菌数：10 CFU/mL 未満　　目標値 1 CFU/mL 未満
> 　検体採取量：1 mL～100 mL　　測定頻度：月1回以上測定，B・A溶解装置は供給装置で基準値以上の場合に実施する．
> 4-4　透析用監視装置（透析液）
> 4-4-1　透析液生物学的汚染管理基準
> 　ET活性値：0.001 EU/mL 未満
> 　生菌数：0.1 CFU/mL 未満（検体採取量：10 mL～100 mL）
> 　測定頻度：月1回以上測定，1年で全台実施することが望ましい．

更新のポイント
・液種別ではなく，装置別に透析用水と透析液に分け記載した．
・本邦での使用頻度が高い多人数用透析液供給装置（透析液），B溶解装置（透析用水），A溶解装置（透析用水）の基準を新たに設けた．
・透析液の生菌数の基準を透析医学会報告[6]に合わせ0.1 CFU/mL 未満とし，同時に検体採取量を10～100 mLへ増量とした．

表 透析液清浄化ガイドライン Ver 1.07 and 2.00 変更項目 （更新項目を下線で示す）

1. はじめに
2. ガイドライン策定の目的
3. 清浄化の定義
4. 管理基準
   - 4-1 原水
     - 4-1-1 水道法の水質基準項目と基準値（50項目）
   - 4-2 透析用水
     - 4-2-1 透析用水化学物質管理基準（22項目）
     - 4-2-2 透析用水生物学的汚染管理基準
     - 4-2-3 オンラインHDF/HFの場合
   - 4-3 多人数用透析液供給装置（透析液），B溶解装置（透析用水），A溶解装置（透析用水）
   - 4-4 透析用監視装置（透析液）
     - 4-4-1 透析液生物学的汚染管理基準
     - 4-4-2 逆濾過透析液応用全自動装置を使用する場合
     - 4-4-3 オンラインHDF/HFの場合
5. 清浄化の実際
   - 5-1 微生物モニタリング法
     - 5-1-1 ET活性値
     - 5-1-2 生菌数検査法
       - 5-1-2-1 平板表面塗抹法
       - 5-1-2-2 メンブランフィルタ（MF）法
       - 5-1-2-3 迅速検出法
     - 5-1-3 コロニー数の計測と記録
   - 5-2 サンプリング方法
     - 5-2-1 透析用水の採取
     - 5-2-2 透析液の採取
       - 5-2-2-1 多人数用透析液供給装置
       - 5-2-2-2 A末，B末溶解装置
       - 5-2-2-3 透析用監視装置
   - 5-3 透析用水の管理
     - 5-3-1 水処理装置の種類と機能
     - 5-3-2 プレフィルタ
     - 5-3-3 軟水硬化装置（軟水装置）
     - 5-3-4 活性炭濾過装置
     - 5-3-5 逆浸透（Reverse Osmosis：RO）装置
       - 5-3-5-1 回収率
       - 5-3-5-2 透過水伝導度，総有機体炭素（TOC）
       - 5-3-5-3 原水加温
       - 5-3-5-4 RO膜の洗浄と交換
     - 5-3-6 紫外線殺菌灯
     - 5-3-7 処理水タンクと配管
     - 5-3-8 UFフィルタ
   - 5-4 透析液の管理
     - 5-4-1 多人数用透析液供給装置，B原液タンク，A原液タンク
     - 5-4-2 B原液供給システム
       - 5-4-2-1 B原液タンクが手動溶解方式（B末）の場合
       - 5-4-2-2 B溶解装置を使用している場合
       - 5-4-2-3 リキッドタイプを使用する場合
     - 5-4-3 A原液供給システム
       - 5-4-3-1 A原液タンク
       - 5-4-3-2 A溶解装置
     - 5-4-4 透析液配管と消毒方法
     - 5-4-5 ET Retentive filter（ETRF）
     - 5-4-6 カプラ
     - 5-4-7 洗浄・消毒剤
     - 5-4-8 透析関連装置の新規導入時と部品交換（修理）後の消毒
     - 5-4-9 個人用透析装置
     - 5-4-10 個人用RO装置
6. ガイドラインの遵守と検証および更新
7. 付録

参考資料
文献
Annex
各項目：測定結果を文書で最低5年間保管する．

〔参考URL[1]より引用〕

4-4-2 逆濾過透析液応用全自動装置を使用する場合
ET活性値：0.001 EU/mL 未満
生菌数：0.1 CFU/mL 未満（検体採取量：50 mL〜100 mL）
測定頻度：メーカの添付文書に記載された管理基準に準ずる．

更新のポイント
・逆濾過透析液応用全自動装置を使用する場合の生菌数の基準を0.1 CFU/mL 未満

とし，検体採取量を 50 〜 100 mL へ増量した．

4-4-3 オンライン HDF/HF の場合

専用装置製造販売メーカの添付文書に記載された管理基準に準ずるが，専用装置入口の水質レベルは，4-4-1 透析液生物学的汚染管理基準を推奨する．また，臨床運用に当たっては各施設の透析機器安全管理委員会で適切に管理する．

測定頻度：メーカの添付文書に記載された管理基準に準ずる．

更新のポイント
- オンライン HDF/HF 装置が正式に認可されたため添付文書に記載された管理基準に準じ，各施設の透析機器安全管理委員会で適切に管理することとした．

5-1-2-3 迅速検出法

培養法による確認は結果を得るまでに時間を要すために，オンライン HDF/HF 治療等で大量液置換を行う場合の生物学的汚染を確認する方法として今後は蛍光染色法などの迅速検出法を用いることも考慮すべきである．

更新のポイント
- Ver1.07 の Annex にあった迅速検出法を本稿へ編入し，普及の推進をはかった．

5-2-2-3 透析用監視装置

流量 500 mL/min 以上でできるかぎり長い時間（5 分以上）透析液を流した後に採取を行う．ダイアライザ透析液入口側へ専用の採取部品（ゴムボタン，混注キャップ等）を装着し，外部を消毒後に採取する．部品はできるかぎりディスポとする．

更新のポイント
- 生菌数の基準を厳しくしたため，カプラからの採取をとりやめ専用の採取部品を用いコンタミネーションを防ぐ方法に変更した．

5-3-5-2 透過水伝導度，総有機体炭素（TOC）

RO 装置の管理に透過水の質の担保として毎日の伝導度測定と記録が重要である．通常は装置に内蔵された伝導度計を用いる．装置の基準を超える可能性がある場合には，装置の再点検を行い修復が不可能な場合には速やかに膜の交換を行う．

また，伝導度測定に加え，混在する有機物総量の評価として TOC を測定することが有効であり，0.5 mg/L（500 ppb）未満に管理することが望ましい．

透過水伝導度，TOC の管理には，各施設の透析機器安全管理委員会にて警報基準値（アラートレベル）および処置基準値（アクションレベル）を定めて毎日モニタリングすることを推奨する．

更新のポイント
・RO 装置透過水の管理を，伝導度に加え，新たに ISO 23500[7] にも記載のある総有機体炭素（TOC）での管理も推奨した．

5-4-5　ET Retentive filter（ETRF）

　通常，細菌や ET などを捕捉し，クリーンな透析液を供給する手段として ETRF が使用される．これを透析用監視装置の一次側へ装着すると，インスタントで清浄化された透析液の供給が可能となる考えは誤りである．ETRF は，前述した水処理，多人数用透析液供給装置系の基本的な清浄化対策が構築されたシステムで，さらにクリーンな透析液が必要な場合に設置すべきである．ETRF は非医療機器であるが使用方法，管理方法はメーカの推奨を参考に各施設の透析機器安全管理委員会で適切に管理する．同じ ETRF であっても，最近の装置で機器に内蔵されているタイプのものは医療機器の交換パーツとして認可を受けているため，装置の取り扱い説明書の管理方法に従う．

更新のポイント
・ETRF には非医療機器と医療機器に属する 2 種類があり，管理方法が異なる場合があることに警鐘を鳴らした．

5-4-8　透析関連装置の新規導入時と部品交換（修理）後の消毒

　透析システムを運用するうえで日常の洗浄・消毒の必要用性は十分認識されているが新規にシステムを設置または更新する場合においても，構成機器の清浄化（化学物質の汚染，生物学的汚染）を考慮し，十分な洗浄・消毒を行い確認した後に臨床使用を開始することが望ましい．また透析関連装置の定期部品交換あるいは何らかの修理を必要とし，透析液をダイアライザに供給する部分の配管または部品交換を実施した場合には，改めて装置の配管内を消毒・洗浄後に臨床に使用することを原則とする．

更新のポイント
・Ver1.07 では部品交換時の指摘であったが，同様に透析関連装置の新規導入時も追加した．

5-4-10　個人用 RO 装置

　個人用の水処理装置では，装置運用方法が間欠的になることから配管内部の微生物汚染が進行しやすい．とくに装置への供給水配管や活性炭フィルタ後の微生物汚染が多大である．対応として RO 水出口部への ETRF 設置または配管の交換や，一部の RO モジュールにおいて 100 ppm 程度の次亜塩素酸 Na 消毒が可能なことから薬液消毒を実施する．ただし，消毒時に活性炭フィルタを外したり薬液を手動で注入するなど実際の薬液消毒は困難である．今後は自動熱水消毒を中心とした装置への移行が望まれる．

更新のポイント
・会員からの指摘により，新たに個人用 RO 装置の管理方法を追加した．

> **6. ガイドラインの遵守，検証および更新**
> 　（社）日本臨床工学技士会は，本ガイドラインを基本とした透析液安全管理責任者セミナーまたは透析液清浄化基礎セミナーなどの講習会を開催し，透析液清浄化の技術，知識を習得した臨床工学技士がガイドラインの遵守と検証に当たるよう努める．また清浄化を担う者は，透析液清浄化を通してより安全な透析医療を提供するために定期的に講習会を受講し技術と知識の更新を行うべきである．

更新のポイント
・日々進歩する技術の更新の必要性を追加した．

> **Annex 6　放射性物質汚染への対応**
> 　本ガイドラインで示す水処理装置を用いた場合，原子力発電所の事故等に伴う放射性物質（セシウム 137，セシウム 134 及び放射性ヨウ素 131）の原水汚染時に高い確率（90%程度）で阻止の可能性がある調査結果が示されている．そのため本ガイドラインに沿った運用が重要である．

更新のポイント
・本委員会が，東日本大震災による放射性物質の拡散問題に対応した経験から Annex 6 へ日常の水質管理の重要性を指摘した．

まとめ

　JACE の提案した透析液清浄化ガイドラインを参考に，各施設の透析液安全管理委員会において透析液清浄化管理マニュアルを作成し，よりレベルの高い安全な透析医療を提供していくことを期待する．

　追　記：ISO 23500[7] は 2011 年に成立し，2012 年 4 月の診療報酬改定では透析液水質確保加算 2 とオンライン HDF/HF 治療の認可が行われた．これらに対応すべく本委員会では Ver 2.01 を準備中である．

文　献

1) ISO/CD 23500：Fluids for haemodialysis and related therapies. 2005
2) ISO/CD 23500：2009 Guidance for preparation and quality management of fluids for hemodialysis and related therapies.
3) 内野順司, 川崎忠行：日本臨床工学技士会透析液清浄化ガイドライン. 臨牀透析　2007；23：565-572
4) Kawasaki, T. and Uchino, J.：Guidance of technical management of dialysis water and dialysis fluid for the Japan Association for Clinical Engineering Technologists. Blood Purif.　2009；27(Suppl. 1)：41-49
5) 内野順司, 川崎忠行：透析液清浄化ガイドライン―日本臨床工学技士会（JACET）の取り組み. 臨牀透析　2011；27：121-128
6) 秋葉　隆, 川西秀樹, 峰島三千男, 他：透析液水質基準と血液浄化器性能評価基準2008. 透析会誌　2008；41：159-167
7) ISO 23500：2011 Guidance for the preparation and quality management of fluids for haemodialysis and related therapies.

参考URL（2013年4月現在）

1) 日本臨床工学技士会：透析液清浄化ガイドライン Ver. 2.00. 2011
http://www.ja-ces.or.jp/03publish/pdf/touseki_guideline2.00.pdf

（内野　順司／川崎　忠行）

〔初出：臨牀透析　vol.27　no.1　2011〕

透析液の安全管理

4 透析用水の化学物質汚染

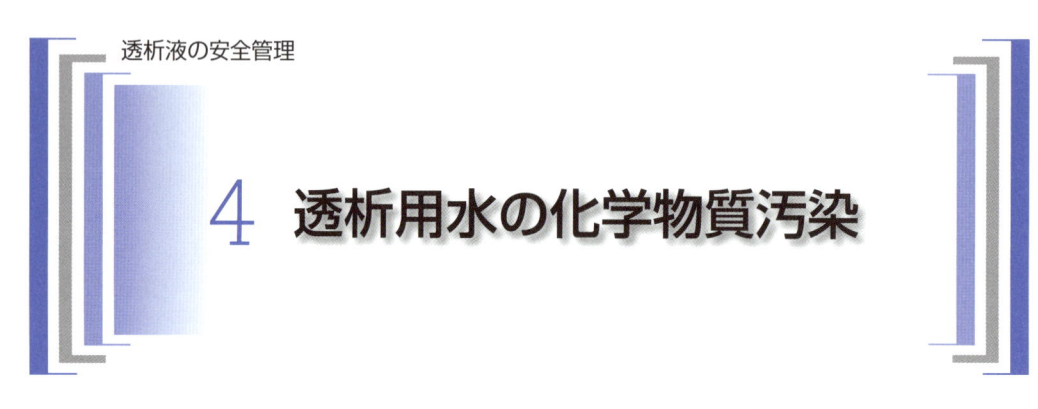

Key words 透析用水,水道水,化学物質

はじめに

　昨今の透析液水質管理では,清浄化という観点から微生物汚染対策が重要視される.透析用水の条件は透析液組成に影響を与えず,毒性物質を含まないことが挙げられるが,透析用水の原水中にはさまざまな化学物質が溶存しており,その処理を行わずして使用することはできない.ここでは,透析用水に含まれる化学物質の基準について述べる.

❶ 透析液に起因する医療事故

　国内外を問わず透析液中の化学物質による事故は多数報告されており,近年では関東圏の施設において透析患者46名に貧血が進行する事例があった[1].当該施設では原水に水道水と地下水を併用しており,地下水中のアンモニアと消毒用塩素の反応により生じたクロラミンが透析液中に混入したことが原因であった.また,1996年にはブラジルのカルアル市で透析患者130名のうち50名が死亡した事故が発生している[2].この事例では浄水場で塩素消毒処理をされる前の原水を使用し,透析施設の水処理も不十分であったため,藍藻類のミクロキスティスから生成されたミクロシスチンという強毒性物質が透析液に混入した(図)[URL1].このように透析用水の化学物質汚染は一度に多人数へ被害が及び,その影響は大きい.

❷ 水道水の水質基準

　本邦では,透析用水の原水としておもに水道水が用いられる.水道水は水道法第1条(昭和32年法律第177号)により,「この法律は,水道の布設及び管理を適正かつ合理的ならしめるとともに,水道を計画的に整備し,及び水道事業を保護育成することによって,清浄にして豊富低廉な水の供給を図り,もって公衆衛生の向上と生活環境の改善とに寄与することを目的とする.(責務)」[3]としている.

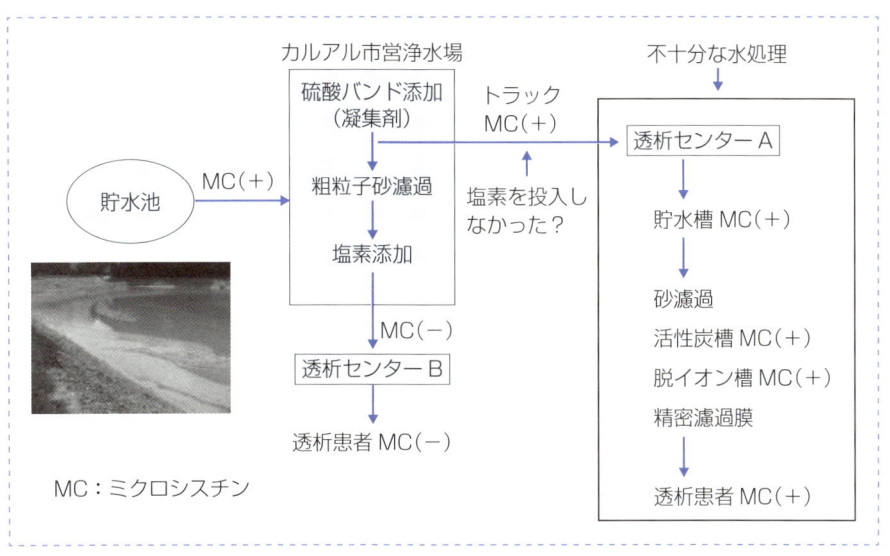

図 ブラジル・カルアル市の事故発生時の水経路の調査報告

〔Dunm, J.：BMJ 1996；312：1183-1184[2)]，愛知県衛生研究所：衛生化学部生活科学研究室（アオコの毒）[URL1)] より改変・引用〕

また同第4条では，「水道により供給される水は，次の各号に掲げる要件を備えるものでなければならない」とされ，基本的な基準項目を以下のように示している．

① 病原生物に汚染され，又は病原生物に汚染されたことを疑わせるような生物若しくは物質を含むものでないこと．
② シアン，水銀その他の有毒物質を含まないこと．
③ 銅，鉄，弗素，フェノール，その他の物質をその許容量をこえて含まないこと．
④ 異常な酸性又はアルカリ性を呈しないこと．
⑤ 異常な臭味がないこと．ただし，消毒による臭味を除く．
⑥ 外観は，ほとんど無色透明であること．

これらの基準に関して必要な事項は，厚生労働省令で定められ，現状で50項目が規定されている[URL2)]．

水道水は飲用・生活用水の観点から健康に関する項目として細菌や重金属，無機物，有機化学物質などとともに水利用上の影響がある色，味，臭いなどの項目が含まれる．各種の化学物質は直接毒性，発がん性から選定され，その結果から適宜に更新が行われる．

毒性評価は食品添加物の合同専門委員会（FAO/WHO Joint Expert Committee on Food Additives；JECFA）が示す健康へ影響を与えない化学物質の許容1日摂取量（acceptable daily intake；ADI）など最新の科学的知見を踏まえて，検討されている．発がん性に関しては国際がん研究機関（International Agency for Research on Cancer；IARC）の発がんリスク分類を基本としている．IARCでは発がんメカニズ

ムの解明や原因の特定による発がん頻度の抑制を目的に化学物質，放射線やウイルスなどのリスクを評価し，発がんリスクを以下の5分類としている．

  グループ1 ：発がん性がある
  グループ2A：おそらく発がん性がある
  グループ2B：発がん性があるかもしれない
  グループ3 ：発がん性を分類できない
  グループ4 ：おそらく発がん性はない

 水道水の基準には水道法で規定された水質基準値50項目のほかに，水質基準を補完する項目として「水質管理目標設定項目」（27項目：農薬類など129物質）と「要検討項目」（44項目）が定められている．水質管理目標設定項目は，評価値が暫定のものや検出レベルが低い物質のうち水質管理上注意喚起すべき項目として，厚生労働省通知「水質基準に関する省令の制定及び水道法施行規則の一部改正等について（平成15年健発第1010004号）」により制定され，健康関連15項目＋生活上支障関連13項目が定められている[URL2]．

 要検討項目は，毒性評価が不確定な物質や浄水中の存在量が不明であるが，情報・知見を収集すべき項目としてダイオキシン類，ビスフェノールAなど全44項目が厚生労働省通知「水道水質管理計画の策定に当たっての留意事項について（平成16年1月健水発第0122002号改正）」により定められている[URL2]．

❸ 透析用水の水質基準

 日本臨床工学技士会の「透析液清浄化ガイドライン Ver. 2.00」[URL3]では，原水および透析用水の化学物質許容濃度を以下のように示している（2011年10月5日発行）．

1. 原　水

 「透析用水に用いる原水は水道水，地下水などの如何を問わず水道法（昭和32年法律第177号）による水質基準（厚生労働省令第135号，平成20年4月1日施行）を満たすこととする．水道水の水質基準値は常に最新の科学的知見に照らして適宜に更新されるため，厚生労働省ホームページ[URL4]などを参照し，基準値の確認を行う．原水に水道水のみを使用する施設は基準値が担保されているとみなし水質確認を免除する．ただし，自施設が供給を受ける水道事業者に対して最新水質データの開示を要請し文書として最低5年間保管する．水道水以外の原水を単独または併用する施設では水質の確認を水道法に定める水質検査計画を策定し，その計画に則り適切に検査を行い，水質基準を担保する．また，水質データを文書で最低5年間保管する．」[URL3]

 水道水の水質データは水道法第24条の2（水道利用者への情報提供推進）によって利用者への情報提供が義務づけられており，自施設が供給を受ける浄水施設に

対してデータの提示を要求するか，社団法人日本水道協会（JWWA）のホームページから水道水質データベース（http://www.jwwa.or.jp/mizu/）にアクセスし，自施設が供給を受ける水道事業所の水質データをダウンロードして印刷保管が可能である．また，各自治体の水道局ホームページでも水質データを公表しており，直近のデータを得ることができる．

2. 透析用水

「透析用水は，粉末透析液の溶解や透析液原液の希釈および配管，装置の洗浄消毒に使用するものとし，原水を濾過・イオン交換・吸着・逆浸透などの方法を用いて処理した後に基準値未満に管理する．管理基準値は ISO 13959 と ISO 23500 に準ずる．水質の確認は年 1 回以上行い，測定結果を文書で最低 5 年間保管する．ただし，原水の測定項目と重複する化学物質については原水中の化学物質濃度が管理目標値以下のものに限り測定を免除する．」

現状で全 22 項目（表 1）[URL3]を測定すると数万円の費用負担が必要となる．透析用水と原水で重複する化学物質のうち管理目標値以下のものはセレンのみであるが，水道水の水質データは高感度の測定がなされており，実際には測定が免除可能な項目も多い．

表1 透析用水の化学物質許容濃度（22 項目）

	化学物質		最大許容濃度（mg/L）	分析方法	検出限界（mg/L）
1	Calcium	カルシウム	2（0.1 mEq/L）	ICP 発光分光分析法	0.1
2	Magnesium	マグネシウム	4（0.3 mEq/L）	ICP 発光分光分析法	0.1
3	Potassium	カリウム	8（0.2 mEq/L）	ICP 発光分光分析法	0.1
4	Sodium	ナトリウム	70（3.0 mEq/L）	ICP 発光分光分析法	0.1
5	Antimony	アンチモン	0.006	ICP 質量分析法	0.006
6	Arsenic	ヒ素	0.005	水素化物発生原子吸光光度法	0.001
7	Barium	バリウム	0.10	ICP 質量分析法	0.1
8	Cadmium	カドミウム	0.001	ICP 発光分光分析法	0.001
9	Chromium	クロム	0.014	ICP 発光分光分析法	0.005
10	Lead	鉛	0.005	電気加熱原子吸光法	0.001
11	Mercury	水銀	0.0002	還元気化原子吸光法	0.00005
12	Selenium	セレン	0.09	水素化物発生原子吸光光度法	0.001
13	Silver	銀	0.005	ICP 質量分析法	0.005
14	Aluminium	アルミニウム	0.01	ICP 発光分光分析法	0.02
15	Chloramine / Free Chlorine	クロラミン／遊離塩素（総塩素）	0.10	DPD 比色法	0.1
16	Copper	銅	0.10	ICP 発光分光分析法	0.01
17	Fluoride	フッ化物	0.20	イオンクロマトグラフ法	0.08
18	Nitrate	硝酸塩（窒素として）	2.0	イオンクロマトグラフ法	0.01
19	Sulfate	硫酸塩	100	イオンクロマトグラフ法	0.2
20	Zinc	亜鉛	0.10	ICP 発光分光分析法	0.01
21	Beryllium	ベリリウム	0.0004	ICP 質量分析法	0.0004
22	Thallium	タリウム	0.002	ICP 質量分析法	0.002

〔日本臨床工学技士会：透析液清浄化ガイドライン Ver. 2.00，2011[URL3]より改変・引用〕

❹ 残留塩素

　水道水は水道法第22条に基づく水道法施行規則（厚生労働省令）第17条3号により，遊離残留塩素濃度（塩素量換算 mgCl/L）として0.1 ppm以上（結合残留塩素の場合0.4 ppm以上）が配水管末端で必要とされ，消毒が義務づけられている．残留塩素には遊離塩素と結合塩素があり，これらを合わせて総残留塩素または全残留塩素と呼ぶ．遊離塩素とは塩素（Cl_2），次亜塩素酸（$HClO$），次亜塩素酸イオン（ClO^-）のことで，水に溶解した次亜塩素酸はその一部が次亜塩素酸イオンと水素イオンとに解離する（pKa＝7.54）．中性の水では77.6％が次亜塩素酸の形で存在しておりpHの上昇とともに次亜塩素酸は減少し，次亜塩素酸イオンが増加する．結合塩素はモノクロラミン（NH_2Cl），ジクロラミン（$NHCl_2$）などの窒素と結合した塩素のことで，水にアンモニアなどが含まれていると塩素消毒剤とアンモニアが反応して生成される．クロラミンが血液中に混入すると，赤血球の溶血を起こし貧血を惹起する．残留塩素の測定方法はジエチル-p-フェニレンジアミン（DPD）法や電極法が用いられる．DPD法や電極法では遊離塩素のみを測定しているため，DPD法ではヨウ化カリウムなどの別試薬が必要となる．電極法では，結合塩素の測定ができない．

　最近では，総残留塩素を測定可能なミヒラーチオケトン法などが用いられている．

❺ 重・軽金属

　透析用水基準項目には13種類の重金属が含まれる．重金属は比重が4～5以上の金属元素で，一般的には鉄以上の比重をもつ金属の総称である．ベリリウムやカドミウムは発がん分類でグループ1に分類されるなど生物に対し毒性の強いものが多く，微量であっても繰り返し摂取した場合に体内で蓄積され，肝・腎障害や神経障害を引き起こし人体に有害である．しかし，毒性が強い重金属でもごく少量で生体必須元素として機能するものがある．

　アルミニウムは比重2.70で軽金属に分類される．人体に吸収されたアルミニウムはトランスフェリン受容体を介して細胞内に取り込まれ，脳内に移行すると考えられている．1970年代には不十分な水処理により透析液中にアルミニウムが混入し，血液透析を行っている患者において進行性のアルミニウム脳症（透析脳症）が観察された．また，アルミニウムは骨のカルシウム沈着部位（石灰化前線）へ沈着し，骨軟化症の病態を呈するアルミニウム骨症が報告されている．

❻ 放射性物質

　先の東日本大震災に伴う原子力発電所事故の影響で，東京金町浄水場の上水中に放射性ヨウ素が検出され問題となった．これに伴い，日本臨床工学技士会では三菱

表2 放射性物質の測定値

● A施設：活性炭濾過装置（90L）使用 → ROモジュール 8インチ

<セシウム137>

	実測値（Bq/kg）	検出限界（Bq/kg）
水道水	5.6	2.2
活性炭濾過後	検出せず	1.6
RO水	検出せず	2.4

<セシウム134>

	実測値（Bq/kg）	検出限界（Bq/kg）
水道水	4.1	2.3
活性炭濾過後	検出せず	2.0
RO水	検出せず	2.2

<ヨウ素131>

	実測値（Bq/kg）	検出限界（Bq/kg）
水道水	73.0	20
活性炭濾過後	58.0	20
RO水	検出せず	20

● B施設：活性炭濾過装置（40L）使用 → NF膜 → ROモジュール8インチ

<セシウム137>

	実測値（Bq/kg）	検出限界（Bq/kg）
水道水	3.3	2.6
活性炭濾過後	7.0	2.4
RO水	検出せず	2.3

<セシウム134>

	実測値（Bq/kg）	検出限界（Bq/kg）
水道水	4.1	2.3
活性炭濾過後	7.0	2.0
RO水	検出せず	1.8

<ヨウ素131>

	実測値（Bq/kg）	検出限界（Bq/kg）
水道水	100.0	20
活性炭濾過後	87.0	20
RO水	検出せず	20

測定機器：ORTEC社製ゲルマニウム半導体検出器，計量方法：γ線スペクトロメーター法，測定時間：1,000秒

〔日本臨床工学技士会：東北地方太平洋沖地震関連情報web[URL5]より改変・引用〕

レイヨン・クリンスイ（株）の協力のもと，都内某2施設で水処理装置の前後でセシウム137，134および放射性ヨウ素を測定した（表2）[URL5]．

この結果，現状の放射性物質濃度においては，水処理装置で除去可能であることが，日本臨床工学技士会ホームページで報告された．

おわりに

現況の水処理システムは活性炭筒（活性炭フィルタ），軟水装置，逆浸透装置で構成され，それぞれの特性を生かした組み合わせにより水質を担保している．蒸留器は単独の装置ですべての化学物質を除去可能だが，コストの問題など装置の導入は難しい．今後，水質の向上には2段逆浸透装置（ダブルROシステム）やEDI（Electro Deionization）を含めた純水装置の設置が有用と考える．日常の管理は処理水の残留塩素と硬度，電導度をチェックし，年1回以上は化学物質を測定することで水処理システムの正常動作を確認することが肝要である．

文献

1) 金見 拓，東京都水道局総務部施設計画課：安全でおいしい水道水の供給を目指して．全国水道研究発表会，2008
2) Dunm, J.：Algae kills dialysis patients in Brazil. BMJ 1996；312：1183-1184
3) 水道法（昭和32年法律第177号）

参考URL（2013年4月現在）

1) 愛知県衛生研究所：衛生化学部生活科

学研究室（アオコの毒）
http://www.pref.aichi.jp/eiseiken/5f/dialysis.html

2) 厚生労働省ホームページ：水道水質基準について
http://www.mhlw.go.jp/topics/bukyoku/kenkou/suido/kijun/

3) 日本臨床工学技士会：透析液清浄化ガイドライン Ver. 2.00. 2011
http://www.ja-ces.or.jp/03publish/pdf/touseki_guideline2.00.pdf

4) 厚生労働省：水質基準項目と基準値（50項目）
http://www.mhlw.go.jp/topics/bukyoku/kenkou/suido/kijun/kijunchi.html

5) 日本臨床工学技士会：東北地方太平洋沖地震関連情報web：日臨工 透析液等WG：放射性物質の水処理装置における阻止テスト（第3報）.
http://jacet.net/info/

（菅野　有造）

〔初出：臨牀透析　vol.27　no.12　2011〕

透析液の安全管理

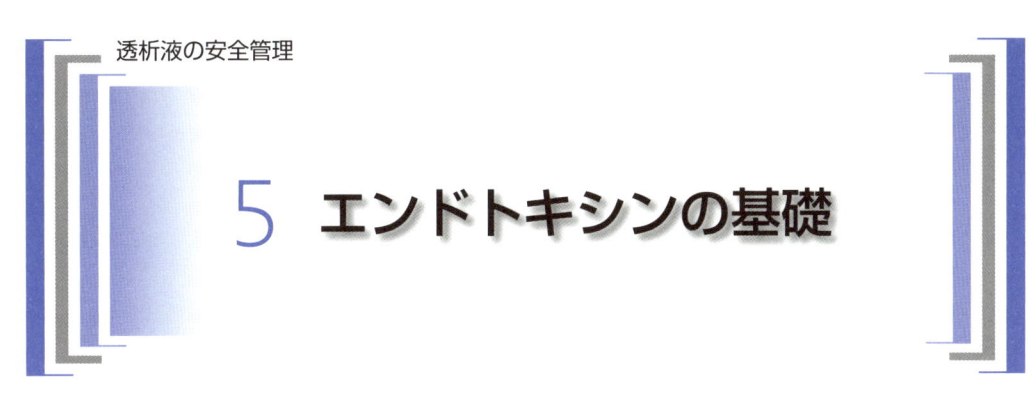

5 エンドトキシンの基礎

Key words エンドトキシン，透析液清浄化，水質管理，細菌数

はじめに

現在の血液透析療法は，透析アミロイドーシスの原因物質である β_2-microglobulin のような低分子量蛋白を効率よく除去するための大孔径膜が主流となっている．その一方で，膜孔径の拡大に伴いエンドトキシン（endotoxin；ET）をはじめとする透析液中の汚染物質が逆濾過，逆拡散により生体内に流入することが危惧されている[1]．ET によって汚染された物質が体内に入ると重篤な副作用を引き起こすため，透析液・薬液などの医療品や透析膜・透析器材料などへの ET 混入を避ける必要がある．

ET 濃度測定は，きわめて高感度であり，短時間で結果が得られることから，日本では水質管理手段として広く使われている．ET はグラム陰性菌の外膜から多量に出てきているが，グラム陽性菌では検出不可能なため，ET 分析はグラム陰性菌の存在でしか把握できない．また，ET は生菌，死菌の双方から検出されるため，ET 濃度測定だけでは施設によっては細菌汚染を見逃すおそれがある．これらの背景により，日本において現状を模索し透析液水質管理基準の改定がなされてきた[2〜5]．

ここでは ET の基礎について構造・病原性を含め解説する．

❶ エンドトキシン（ET）の構造と生理活性

ET は，グラム陰性菌の細胞壁外膜に存在するリポ多糖体（lipopolysaccharide；LPS）の総称であり，外因性パイロジェンとして重要視されている代表的な発熱物質である[6]．LPS は，疎水性のリピド A と親水性の糖鎖で構成されている（図1）[7]．ET の生理活性の多くはリピド A 部分が担っており，多糖部分は，強い生理活性は示さないものの，各細菌種の生存に深く関わっている．

グラム陰性菌が生体内に侵入し，菌体表面から放出された ET によって，発熱や

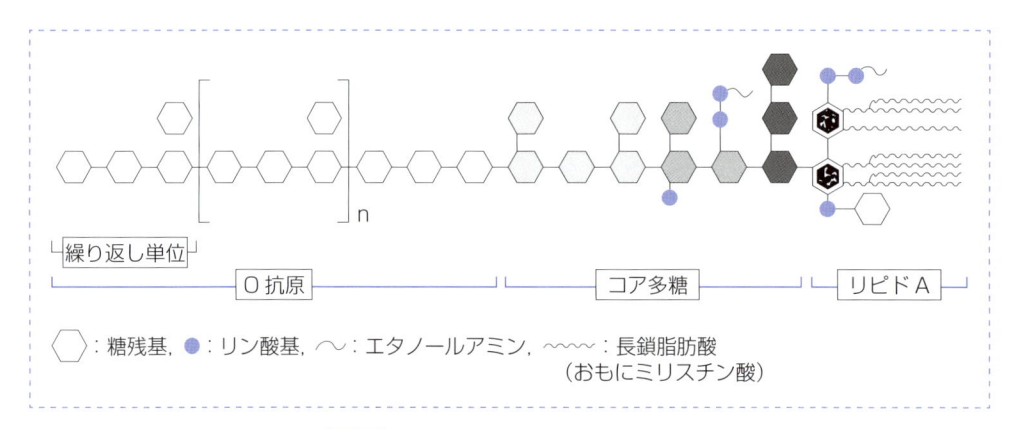

○：糖残基，●：リン酸基，～：エタノールアミン，～～：長鎖脂肪酸
（おもにミリスチン酸）

図1 エンドトキシン（ET）の構造

〔田中重則：エンドトキシンとリムルステスト．竹澤真吾 編著：透析液エンドトキシンがよくわかる本．1995, 18-20, 東京医学社[7] より引用〕

表 ET の生理活性

生体レベル	細胞・分子レベル
・毒性ショック（ET ショック）	・マクロファージの活性化
・発熱性	・抗腫瘍性
・免疫賦活作用	・プラスミノーゲン活性化
・血液凝固	・顆粒球の機能変化
・白血球，血小板減少	・アラキドン酸代謝の活性化
・アジュバント活性化	・遺伝子発現の誘導
・血管内凝固	・各種サイトカインの産生
・非特異的感染防御	・補体活性化

　炎症，ショック死などの毒作用が引き起こされる．また，特異的あるいは非特異的免疫応答の活性化，アジュバント活性化，補体活性化，マクロファージ活性化などの有益な作用も誘起される．これらの ET の生理活性を表に示す．

　透析領域では，大量の水を使用するため，仮に水中の ET 濃度が低くても結果的に大量の ET に血液が慢性的に曝露される危険性がある．臨床では，透析液中の ET 濃度を低く抑える試みがなされ，そのための測定法も高い感度と定量性が求められている．

　ET は，水溶液中では多糖体部位を外側に，疎水性基を内側にした二量体で存在し，分子量数十万〜数百万にも及ぶミセル会合体を形成しており，このままの状態で透析膜を通過するとは考えにくい．しかし，透析液などの電解質液中ではこれらのミセルが解離し，分子量の低い ET フラグメントに分解することが報告されている[7]．ET フラグメントが透析膜を通過し，血中に侵入した ET はリポ多糖結合蛋白質（LPS-binding protein；LBP）と結合し，CD14 レセプターを介し単球を活性化させ，炎症性サイトカインを産生させる．

❷ ET値による透析液水質評価

1. ET濃度測定

前述したように日本では，ET濃度測定が一般的に行われてきた．これは，きわめて高感度で短時間に測定結果が得られることが最大の要因であった．高感度測定法の技術は日本がもっとも高く，ET濃度分析の普及によって透析液水質は劇的に向上し，長期透析患者の合併症も少なくなってきている．現在，0.001 EU/mL（1 EU/L）（検出限界）のET濃度を正確に測定する方法を提供できるのは日本のメーカーのみである．

図2に全国透析施設における水質管理の実態を示す[8]．ET濃度測定による透析液清浄化評価を実施した結果であるが，調査した施設の多くは，比較的良質な透析液管理がなされていた．しかし，数千施設ある透析施設のごく一部のデータ（n=88）しか見ておらず，全国では細菌で汚染された水を用いている透析室が数多く存在すると考えられる．

2. ET濃度と細菌数

しかし国際的にみると，透析液清浄化は細菌数測定にて管理する方法が一般的である．日本においても細菌数管理として細菌培養法が普及してきている．Ledeboら[9]は，実際に細菌培養を行うと，ET濃度と細菌数との間には相関性がなく，ET濃度が検出感度以下でも生菌が存在する可能性があり，ET濃度と細菌数の双方を測定することの必要性を示している．図3に多施設分析結果によるET濃度と細菌

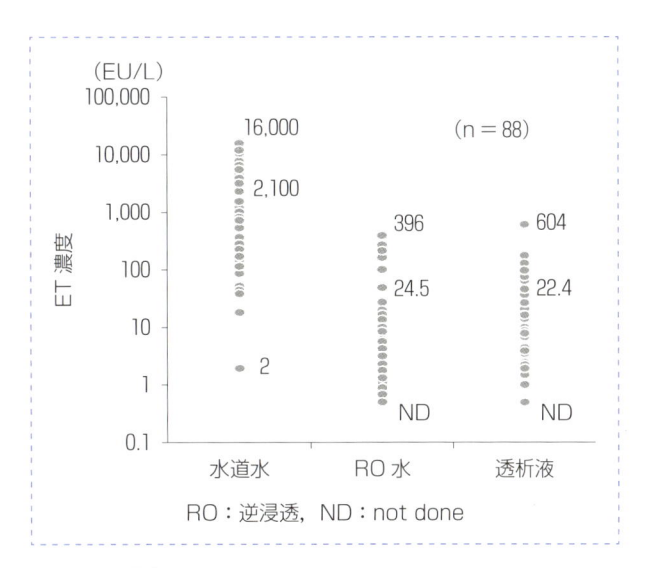

図2 全国透析施設における水質管理の実態

〔砂子澤裕，他：全国透析施設における水質管理の実態．腎と透析 2003；55（別冊HDF療法'03）：52-54[8] より引用〕

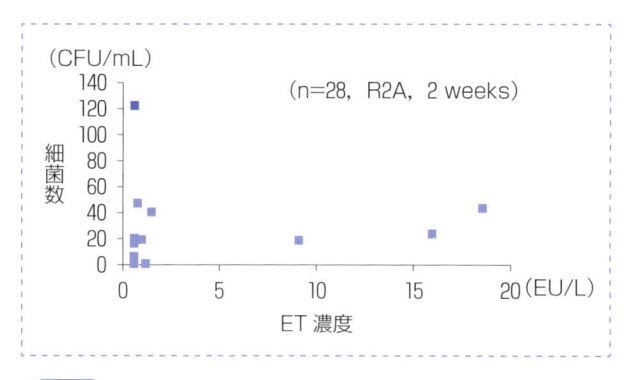

図3 多施設分析結果によるET濃度と細菌数の相関性

数の相関性を示す．

ETは，グラム陰性菌の菌体外膜に多量に存在しており，グラム陽性菌からはほとんど得られない．グラム陽性菌が繁殖している場合には，ET濃度値と相関せず，ET濃度が検出限界以下であっても，細菌培養により細菌が検出されている．

3. サンプリング方法の工夫

さらに，透析用水や透析液中のET濃度，細菌数を分析するためには，正しいサンプリング方法を採用しなければならない．サンプリング時における最大の問題点は，コンタミネーション（細菌汚染）であり，またサンプリング部位や使用しているサンプリングポートについても十分検討する必要がある．サンプリングポイントがどこであるかを明確におさえ，測定に至るまでの過程が正しいかどうかを判断しなければならない．サンプリング部位がET捕捉フィルタ（endotoxin retentive filter；ETRF）直後の場合には，測定値が検出限界以下となる．

ETRFの使用は，ETのもっとも簡便な除去法で，清浄化された透析液を供給するための手段であり，中空糸の孔径を利用し，細菌やETなどを捕捉することができる．ETRFは各施設の透析回数や洗浄方法により，その使用・管理方法に施設間で差が生じている．リークがないことを確認するためには必要だが，重要なのはフィルタに頼らず，ETRFなしの状態で一桁あるいは検出限界以下を維持できるかである．ETRFは万一の場合の安全手段であり，細菌の繁殖を最小限に抑えることがもっとも重要である．

おわりに

透析液を清浄化することにより患者の生命予後の改善のみならず，QOL（quality of life）の向上にも寄与するものと考えられている．各透析施設の自主性にゆだねることになるが，透析液清浄化に努力しなければならない．また，ETの生理活性は共存物質により数万倍にも増強される[10]といわれており，実際の透析療法に応じて，透析液作製段階でET濃度を極力低く抑えた管理を行うことが重要である．

透析液清浄化の実現に際し，ET濃度分析のみならず，細菌培養による細菌数測定が不可欠となった現在，ET濃度が一桁あるいは検出限界以下となったら，細菌数測定を行い，細菌数の減少を目指す管理体制に移行するべきである．

文献

1) Pacitti, A., Tetta, C., Mangiarotti, G., et al.：Beta-2-microglobulin serum profiles in different settings of mass transport and fluid pyrogen content. Kidney Int. 1993；41(Suppl.)：S96-S99
2) 峰島三千男，政金生人，水口　潤，他：新たな透析液安全基準の設定．第46回日本透析医学会コンセンサスカンファレンス．透析会誌　2001；34：637-638
3) 川西秀樹，峰島三千男，竹澤真吾，他：新たな透析液水質基準と血液浄化器の機能分類．第49回日本透析医学会コンセンサスカンファレンス「血液浄化器の新分類〜内部濾過と透析水質による再評価」．透析会誌　2005；38：149-154
4) Kawanishi, H., Masakane, I. and Tomo, T.：The new standard of fluids for hemodialysis in Japan. Blood Purif. 2009；27(Suppl. 1)：5-10
5) Masakane, I., Takemoto, Y., Nakai, S., et al.：Bacteriological water quality in the central dialysis fluid delivery system from the survey of the Japanese Society for Dialysis Therapy. Blood Purif. 2009；27(Suppl. 1)：11-16
6) 山上征二：エンドトキシンとパイロジェン．血液透析スタッフのためのハイパフォーマンスメンブレン．1990, p.247, 東京医学社，東京
7) 田中重則：エンドトキシンとリムルステスト．竹澤真吾 編著：透析液エンドトキシンがよくわかる本．1995, 18-20, 東京医学社，東京
8) 砂子澤裕，伊藤孝輔，竹澤真吾，他：全国透析施設における水質管理の実態．腎と透析　2003；55(別冊HDF療法'03)：52-54
9) Ledebo, I. and Nystrand, R.：Defining the microbiological quality of dialysis fluid. Artif. Organs 1999；23：37-43
10) Rakhmilevich, A. L., Shneiderova, M. A., Korobko, V. G., et al.：Enhancement of tumour necrosis factor production and sensitivility to interleukin-2 of human peripheral blood mononuclear cells stimulated by lipopolysaccharide and muramyl dipeptide *in vitro*. Biomed. Sci. 1990；1：517-523

（砂子澤　裕／竹澤　真吾）

〔初出：臨牀透析　vol.27　no.2　2011〕

透析液の安全管理

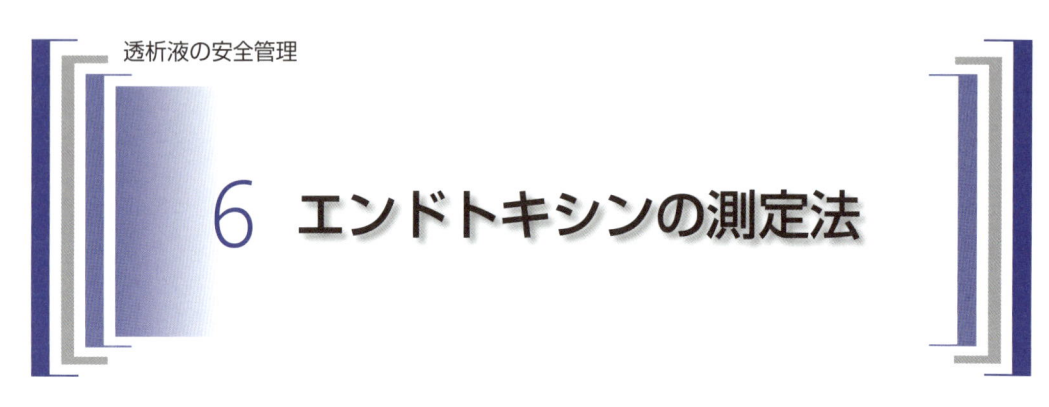

6 エンドトキシンの測定法

Key words エンドトキシン測定，サンプリング，影響因子

はじめに

　今日では長期の透析治療が可能となり，さまざまな合併症や病態が出現してきた．合併症の予防，改善を目的として，低分子量蛋白除去に優れるダイアライザが開発され，治療方法としては off-line HDF，on-line HDF が用いられるようになった．高性能ダイアライザで生じる内部濾過を積極的に促進させるタイプのダイアライザも開発された．一方，高性能ダイアライザを使用すると，透析液中の汚染物質の血液側への流入が危惧され，透析液の清浄化が注目されるようになった．透析液の汚染は化学物質汚染と生物学的汚染が考えられるが，どちらも対策としては水処理の段階から汚染物質を混入させない，配管系統で二次汚染させないことが重要である．透析液の清浄化対策は，やりっぱなしではなく評価し確認することも重要である．評価方法には化学物質の検査，生物学的な細菌とエンドトキシン（ET）の検査がある．生物学的な汚染物質である ET の測定方法にはいくつかの注意点がある．

❶ ET 測定の基本原理

　カブトガニの血液に ET を加えるとゲル化することを見出し，その血液抽出物質（リムルス試薬）を用い，ゲル化の有無を確認することにより検体中の ET を検出する方法が開発された[1]．リムルス試薬と ET は図1のように反応する．ET 検出法にはゲル形成を指標とするゲル化法，光学的変化を指標とする比色法，比濁法がある．

1．ゲル化法

　試験管中でリムルス試薬と検体を混合し，37±1℃で 60±2 分加温する．加温終了後，試験管をゆっくり 180°転倒して，変形しないゲル化であれば陽性，ゲル化しなければ陰性と目視にて判定する．陽性の場合は検体を等倍希釈し，どの希釈倍数まで陽性判定されるか試験する．

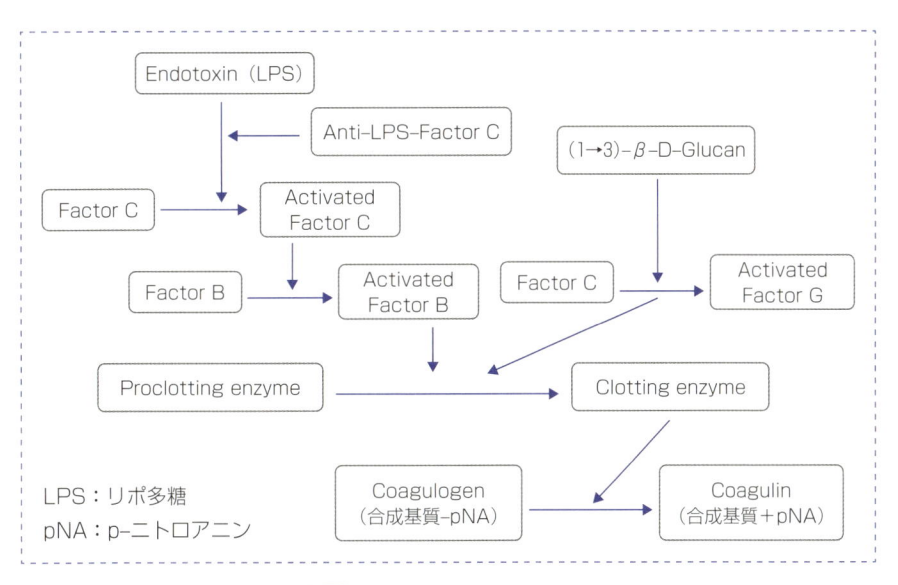

図1 リムルス試薬の反応機構

2. 比色法

ETがリムルス試薬を活性化し，発色合成基質が切断されることを検出する試験法．発色基質p-ニトロアニリン（pNA）がETにより活性化され遊離するとき，405 nmの吸光度変化を測定することにより検出する．遊離に要する時間とET量は反比例することから，ET量の測定が可能となる．検体中に黄褐色系の物質が含まれているとブランクが高くなるので，このような検体の測定には適さない．

3. 比濁法

ETがリムルス試薬を活性化し，ゲル化による濁度変化で検出する試験方法．検体の反応開始から一定の濁りに達する時間（Tg）をゲル化時間として検出する．ゲル化時間とET量には負の相関関係が成り立つことからET量の測定が可能となる．濁っている検体の測定には適さない．

カブトガニの血液凝固系によるゲル化反応を利用したリムルス法は，検出方法に違いがあり，国際的にはこれらの3法のET検出法が広く用いられるようになったが，透析液清浄化ガイドラインでは定量化できる比色法と比濁法を推奨している[URL1]．

❷ ET活性値測定の手技

1. ET活性値測定時の阻害物質

リムルス試薬はサンプルの組成により阻害や促進を受け，ETに影響を与えるものもある（表1）．微量でも影響する可能性があり，注意が必要である．

2. サンプリング時の吸着の影響

ETは疎水結合するためプラスチック製品に吸着され[2]，透析液をサンプリングするときはシリンジ，サンプル管，ピペットのチップなどに接触し吸着する．吸着の影響はET活性値が低値のときに大きくなる（表2）．各操作で吸着の影響を軽減させるために，サンプルを一度破棄してから再度サンプリングするなどポンピングが有用となる．

3. サンプリングポートの管理

原水から末端透析液まで，水質管理を行うには専用のサンプリングポートが必要

表1 ET活性値測定に影響を与えるもの

リムルス試薬に影響するもの
- 蛋白変成作用があるもの（酸，アルカリ，尿素，界面活性剤，有機溶剤）
- プロテアーゼ，プロテアーゼ阻害剤
- キレート剤（反応に必要なCaやMgが捕捉される）
- 比色法では着色物質（波長405 nm付近の光に大きな吸収をもつ物質）
- 比濁法では濁り

エンドトキシンに影響するもの
- 金属イオン（Fe, Al, Ga, CrイオンなどμMでも影響あり）
- 界面活性剤

〔和光純薬ホームページ 和光時報掲載 "Talking of LAL" 全64話[URL2] を参考に作成〕

表2 サンプリング時のポンピングの影響

ポンピング回数	0回	1回	2回
ET活性値 (EU/mL)	0.207 ± 0.031	0.197 ± 0.45	0.203 ± 0.025
	0.0117 ± 0.0006	0.0113 ± 0.0006	0.0107 ± 0.0006
	0.0018 ± 0.0001	0.0022 ± 0.0001	0.0022 ± 0.0001

(n=3)

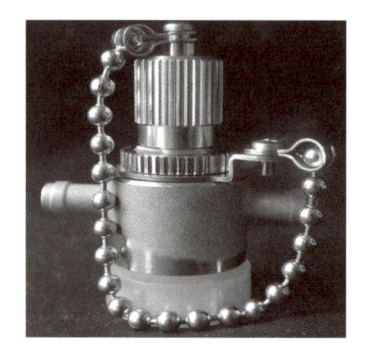

図2 シリンジで直接サンプリングするタイプのサンプリングポート

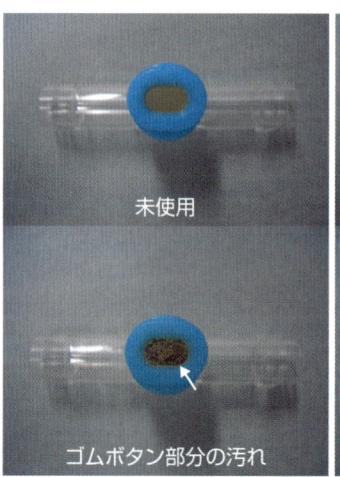

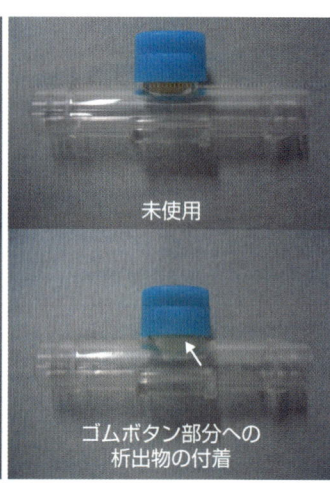

図3 針を刺してサンプリングするタイプのサンプリングポート

長時間使用するとゴムボタン部分の劣化があり，厳重な管理が必要．

である．水処理のラインではバルブの開閉による抽出も可能であるが，二次汚染防止やコンタミネーション防止には密閉式のサンプリングポートなどからによる，サンプリングが望ましい．透析液ラインからのサンプリングにも専用のサンプリングポートが必要であり，シリンジを直接差し込むタイプ（図2）と，針を刺しサンプリングするタイプのものがある（図3）．針を刺すタイプはゴム部分に針を刺すが，ゴムの劣化やカルシウム塩の付着によって汚染源になる可能性があり，適正な管理が求められる．

4. 透析液のET活性値測定の問題点

透析液清浄化ガイドラインでは，透析液原液のET活性値を測定する場合には，電解質による阻害作用を防ぐためにA原液40倍，B原液20倍に希釈後に測定すると記されている[URL1]．リムルス試薬の反応はpH 7.4程度を標準としている．A原液のpHは2～3程度で低すぎるため，蛋白変成が起こる可能性がある．また，高いナトリウム（Na）濃度は阻害作用によりET活性の測定値が低くなる[2]．A原液は正確に測定できないことが推測される．B原液では重炭酸Na自体がリムルス試薬の反応を阻害する．A原液，B原液にETを添加しても活性値を測定することはでき

表3 濃度の違いが測定結果に与える影響

	ET活性値 (EU/mL)	ゲル化	濁度	溶解
滅菌水	0.35	(＋)	(－)	(＋)
生理食塩液	0.24	(＋)	(－)	(＋)
A原液	0.012	(－)	(＋)	(－)
B原液	0.51	(－)	(＋)	(－)

同量の各溶液に同一のETを添加して比濁法でET活性値を測定．

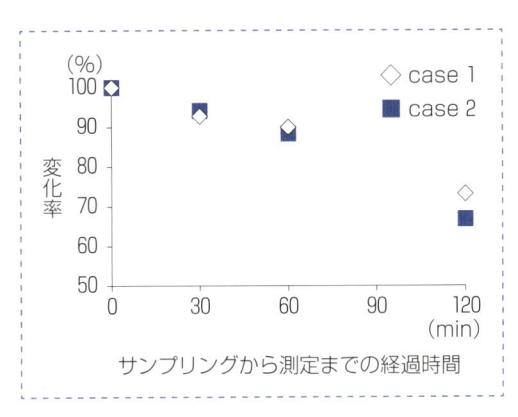

図4 サンプリングからET活性値を測定するまでの時間の影響

るが，リムルス試薬がゲル化せずに混濁しており，測定結果は不正確である（表3）．

5. 安定化剤入り保存容器の必要性

透析液は時間経過によりpHが変化し，カルシウム（Ca）塩やマグネシウム（Mg）塩が析出する．サンプリング後に時間が経過した透析液はET活性の測定値が変化し（図4），短時間で濃度が低下することもある．また，凍結・解凍によっても濃度が半減する[3]．サンプリング直後にET活性値を測定できないときは，安定化剤入り保存容器を使用する必要がある[URL1]．

おわりに

透析液の水質管理を評価するときET活性値の測定は必須である．測定装置の精度は向上し取り扱いも容易になったが，サンプリングから測定までの一連の操作が正確に行われなければ測定結果の信頼性は低下する．より厳密な水質管理を行うために各評価法は適正に行うことが重要である．

文　献

1) Levin, J. and Bang, F. B.：The role of endotoxin in the extracellular coagulation of limulus blood. Bull. Johns Hopkins Hosp.　1964；115：265-274
2) 坂下恵一郎：より正確なエンドトキシン測定値の求め方．竹沢真吾編：透析液エンドトキシンがよくわかる本．1995，125-134，東京医学社，東京
3) 竹沢真吾：エンドトキシンの測定（標準化）と除去対策．臨牀透析　1998；14：15-20

参考URL（2013年4月現在）

1) 日本臨床工学技士会：透析液清浄化ガイドライン Ver. 2.00．2011
http：//www.ja-ces.or.jp/03publish/pdf/touseki_guideline2.00.pdf
2) 和光純薬ホームページ
http：//www.wako-chem.co.jp/siyaku/info/life/article/talk_lal.htm

（大澤　貞利／久島　貞一）

〔初出：臨牀透析　vol.27　no.4　2011〕

透析液の安全管理

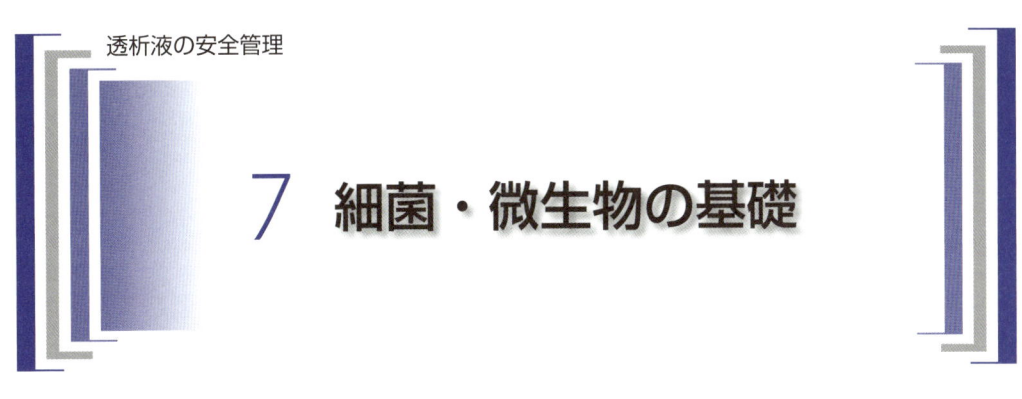

7 細菌・微生物の基礎

Key words 共生，水棲菌，バイオフィルム，汚染源，SOP

はじめに

　「細菌・微生物」が透析液の汚染物質として微量元素や有機化合物と異なる点は，透析用水や透析液中で自然に繁殖するので，その汚染度が変化することである．これらの菌の多くはヒトにも共生するため私たち自身がその最大の汚染源になっている．微生物は最古の生命体であり，地球上で発生したいかなる変化にも対応し極限環境を生き抜いてきた．地球上のあらゆるところに棲息しているように，透析液中や透析液を製造する院内環境中のヒトや機器の表面，空気中や水中にも棲んでいる．結論からいうと，完全に駆逐することは不可能である[1]．しかし人知を尽くし，うまく制御さえすれば問題となる生体反応を軽減させることは可能である．

　本稿では，まず細菌学的な基礎として，① 無菌至上主義とヒトと菌の共生について述べた後，② 院内環境のうち透析用水や透析液中に棲む菌の特徴，③ 水棲菌の生活環境としてのバイオフィルムについて述べる．

　さらに，微生物汚染に対してどうすれば「透析液の安全を管理」できるかという感染疫学的な基礎として，④ 透析液の汚染経路，⑤ "うまく制御"する方法論，について言及する．

❶ 無菌至上主義とヒトと菌の共生 ── "パスツールの視点"

　おなかに良い善玉菌というように，ヒトと共生する菌がいることは知っていても，「菌自体いないほうが良い」「菌は消滅させることができる」という考えにとらわれている人は少なくない．2005年にノーベル賞を取ったピロリ菌と胃がんの関係や肝炎ウイルスと肝がん，パピローマウイルスと子宮がんなど，一見感染症とは異なる病気の原因として微生物が取り上げられ話題を呼ぶことがある．19世紀後半，ルイ・パスツールという化学者が微生物によって発酵や腐敗が引き起こされることを確定した後，ヒトの病気はすべて感染によって起きるという病因微生物論が

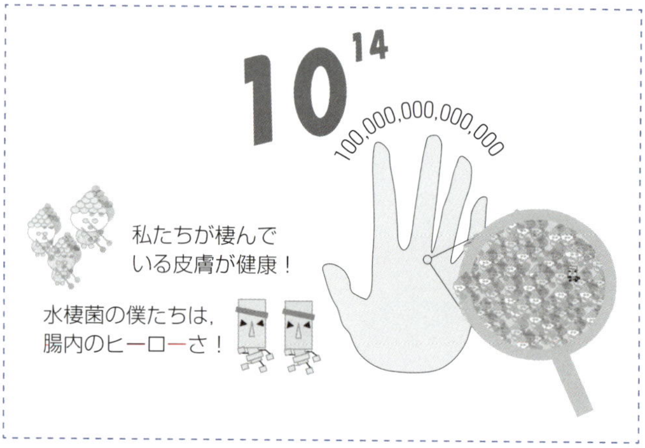

図1　ヒトと共生している菌
皮膚に10^{12}，口腔に10^{10}，腸管に10^{14}オーダーの菌が棲息し，生体を外敵から守っている．細胞内寄生性のウイルスなどを含めると10^{19}オーダーという試算もある．

10^{14}
100,000,000,000,000

私たちが棲んでいる皮膚が健康！

水棲菌の僕たちは，腸内のヒーローさ！

表　透析液中の菌

生化学的菌種同定

<RO水>
- *Acinetobacter* sp.
- *Bacillus* sp.
- *Burkhodelia cepacia*
- *Burkhodelia pikketii*
- *Corynebacterium* sp.
- *Flavobacterium* sp.
- *Micrococcus* sp.
- *Pseudomonas* sp.
- *Sphingomonas paucimobillus*
- 放線菌類
- 従属栄養菌
- 非定型抗酸菌

<透析液>
- *Aeromonas* sp.
- *Bacillus* sp.
- *Burkhodelia cepacia*
- *Burkhodelia pikketii*
- *Corynebacterium* sp.
- *Enterobacter* sp.
- *Klebsiella* sp.
- *Micrococcus* sp.
- *Pseudomonas aeruginosa*
- *Pseudomonas* sp.
- *Sphingomonas paucimobillus*
- *Stenotrophomonas maltophillia*
- 従属栄養菌

<カプラ部>
- *Aeromonas* sp.
- *Bacillus* sp.
- *Burkhodelia pikketii*
- *Corynebacterium* sp.
- *Enterobacter cloacae*
- *Enterobacter* sp.
- *Klebsiella oxitoca*
- *Klebsiella pneumoniae*
- *Pseudomonas aeruginosa*
- *Pseudomonas* sp.
- *Serratia marcescens*
- *Sphingomonas paucimobillus*
- *Staphylococcus* sp.(CNS)
- 従属栄養菌
- 酵母様真菌

16 SrRNAによる菌種同定

<RO水>
- *Acidovorax* sp.
- *Mesorhizobium loti*
- *Novosphingobium capsulatum*
- *Pannonibacter phragmitetus*
- *Pelomonas saccharophilla*
- *Pseudomonas* sp.
- *Ralstonia pikketii*
- *Sphingomonas paucimobillus*
- *Sphingomonas* sp.
- *Stenotrophomonas maltophillia*
- *Variovorax paradoxus*

<透析液>
- *Acinetobacter* sp.
- *Afipia broomease*
- *Bacillus simplex*
- *Burkhodelia cepacia*
- *Caulobacter leidyi*
- *Methylobacterium fujisawaense*
- *Methylobacterium oryzae*
- *Methylobacterium* sp.
- *Microbacterium ginsengisoli*
- *Pannonibacter phragmitetus*
- *Pelomonas saccharophilla*
- *Ralstonia mannitolilityca*
- *Ralstonia pikketii*
- *Sphingomonas adhaesiva*

〔文献4)～6) より引用〕

支配的になった時代がある[2]．現在この考えは否定されたが，その名残である"無菌至上主義"は未だに横行している．

実際には，無菌という環境は耐熱のビニールパックやバイアル瓶の中など限られた世界でのみ達成可能な"概念"である．通常のヒトの生活圏で形成することは，ごく一部の例外（重症免疫不全症の子供を12歳までクリーンブースの中で育てたケースなど）はあるものの基本的には不可能である．なぜならヒトと共生する微生物の重量は体重の約10%に及び，皮膚や腸内などに数百兆（10^{14}）個の菌が存在している[3]からである（図1）．ウシなど反芻動物は腸内細菌の代謝産物を栄養源にしているため無菌にしたら飢死してしまう．ヒトでもvitamin Kなど菌の代謝産物による恩恵を受けている．また抗菌薬の連用で耐性菌による菌交代現象が起きるように，もし無菌にしたら共生菌とは異なる種属の感染を被る．新たに病原性をもつ微生物が生体表面で安定増殖しないようにしている効果（細菌性干渉）は，はかりしれない．つまり，菌はいないと困るのである．

❷ 透析用水や透析液中に棲む菌の特徴（透析液細菌学 dialysate bacteriology）

水棲菌の培養に適した培地（Reasoner's No.2 Agar；R2A）を用いて透析液中の菌を分離すると，従属栄養菌を含めあまり聞き覚えのない菌が多数同定される〔表[4)〜6)]〕．この多くはグラム陰性桿菌であり，菌体由来の炎症性物質としてLPS（リポ多糖：エンドトキシン）をもっている．しかし時に，緑膿菌（*Pseudomonas aeruginosa*）や肺炎桿菌（*Klebsiella pneumoniae*）などヒトの腸内に棲む菌が分離されることがある．これらは，1970年代の透析液汚染の報告で用いられた普通寒天培地や血液寒天培地のような富栄養培地でも分離可能で，現在でもカプラ部からこれら腸内細菌系がしばしば分離される．その他の病原性のある水棲菌として，非定型抗酸菌，レジオネラ，アカントアメーバ，レプトスピラなどがある[7]．前二者は逆浸透（RO）処理以

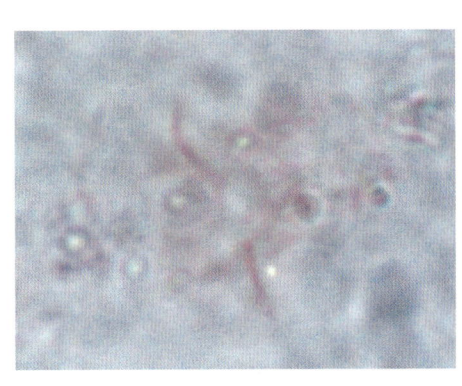

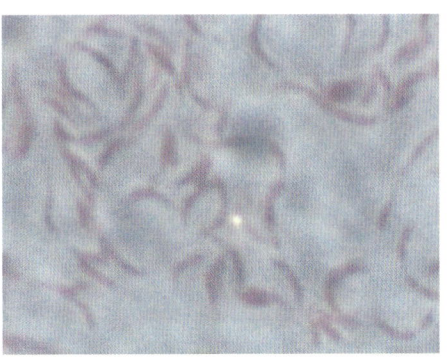

図2 透析液中の生菌の大きさ

グラム染色 ×1,000倍
左：透析液をフィルタで分離しフィルタ上で再懸濁させた溶液中の菌
右：透析液をR2A培地で培養し形成したコロニーから釣菌（*Sphingomonas* sp.）

降の透析用水からごくまれに分離される．レジオネラの場合，この菌が寄生するアメーバと，アメーバが捕食する 10^4 個/mL 以上の水棲菌の存在が考えられ注意を要する．

JIS規格のフィルタ性能試験（JIS-K-3823）に用いられる *Brevendimonas diminuta* など長桿菌は，貧栄養の液体培地で振盪培養すると菌体が小さくなる．しかし透析用水や透析液中の菌は，培養後の安定状態と大きさに差はない（図2）．水棲菌にとって，これらの溶液中でも「飢餓状態」ではないのかもしれない．

❸ バイオフィルム

溶液中から菌が分離された場合，その液の流れる壁面にはいわゆるバイオフィル

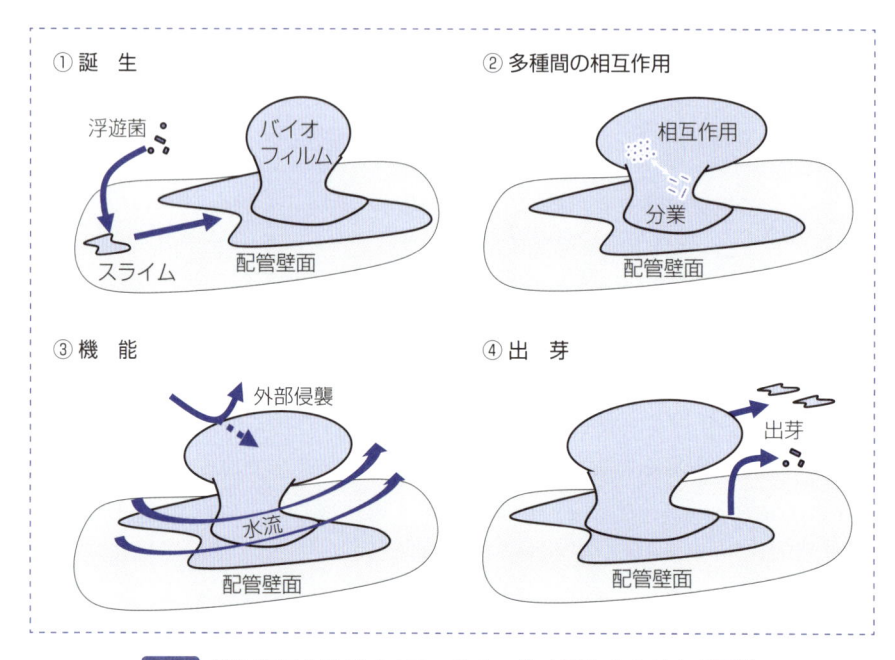

図3 微生物によるバイオフィルム：生き残りをかけた共同体

Custertonらのバイオフィルムの生物環のシェーマを，バイオフィルムの①誕生，②多種間の相互作用，③機能，④出芽，に分けたもの．

① 溶液中で菌は，壁面に接着し適正に増殖できる状態になるまで芽胞のように菌体を小さくして待機することが可能である．これらの菌は壁面に接着後，数分で"遊泳"型から"接着"型に形質変換し増殖を始めスライムを形成する．
② スライム中の化学的勾配は微小環境を形成し，そこに適した別の微生物が棲息するようになる．この微生物の間で相互にシグナル物質を出して（クオラムセンシング）共同体として働くように互いに分業する．
③ スライム構造の周囲を流れる溶液中から栄養素をマトリックスの中に取り込んでいく．外層の微生物は外界の影響により障害されるが，その内側のバイオフィルム共同体は生き残るという環境適応が生ずる．
④ バイオフィルム構造を壊し菌体のみ，または流れに乗って物理的にバイオフィルムの一部が分かれ，別の壁面へと移っていく．

ムが存在する[8]（図3）．研究によく使用されるブドウ球菌や緑膿菌にかぎらずほとんどすべての細菌はバイオフィルムを形成する．自然界で一菌種が単独で存在することはなく，個々の菌にとって生育しやすい閉鎖環境をバイオフィルム内に形成する．これは壁面の固定相であり，生育に必要な栄養素が溶液中にごく微量であっても，濃縮し蓄積することが可能になる．微生物は単細胞であるが，バイオフィルムという構造体の中ではバラバラに活動するのではなく，他種間でも情報伝達する物質（クオラムセンシング）により能動的に共同体として機能している[9]．事実透析液から分離された異なる種の菌を混合すると，増殖やバイオフィルム形成で相乗効果を示す組み合わせが認められる[10]．

　個々の菌そのものは薬剤（化学洗浄剤，消毒薬，抗菌薬）や物理的刺激（熱，凍結）に感受性があっても，バイオフィルムの中では損傷を受けても殺菌されず遅れて増殖する例が実験的に確認され（図4）[11]，実用上耐性といわれること[12]がある．慣例的に行われている消毒の条件（濃度，時間，部位，頻度）が適切でない場合もあるが，菌側の要因としてこのバイオフィルム構造による薬剤や物理刺激の直接被曝の回避による"耐性"があり，日常的に消毒にさらされる環境に対して一種の適応が起きていると考えられる．

4 透析液の汚染経路

　どのメーカーの透析液製造系も基本的には閉鎖系であり，配管を貫通して菌が侵

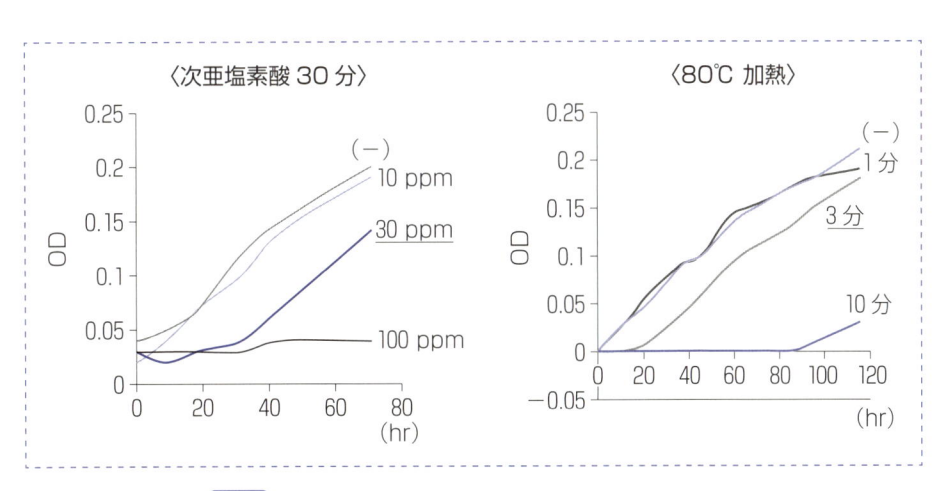

図4　"消毒（disinfectant agent）"による菌の損傷

透析液から分離された*Pelomonas saccarophila*を液体培地（Nutrient Broth）中で12時間静置培養し攪拌，次亜塩素酸処理（10～100 ppm，30分：左），熱処理（80℃，1～10分：右）した．その後静置培養用に菌を調整し，経時的に菌数の変化を観察した．化学処理と熱処理の作用点は異なるが，どちらも遅れて増殖（delayed growth）する損傷菌が観察される．

〔大薗英一，他：日透医誌　2012；27：529-535[11]より作成〕

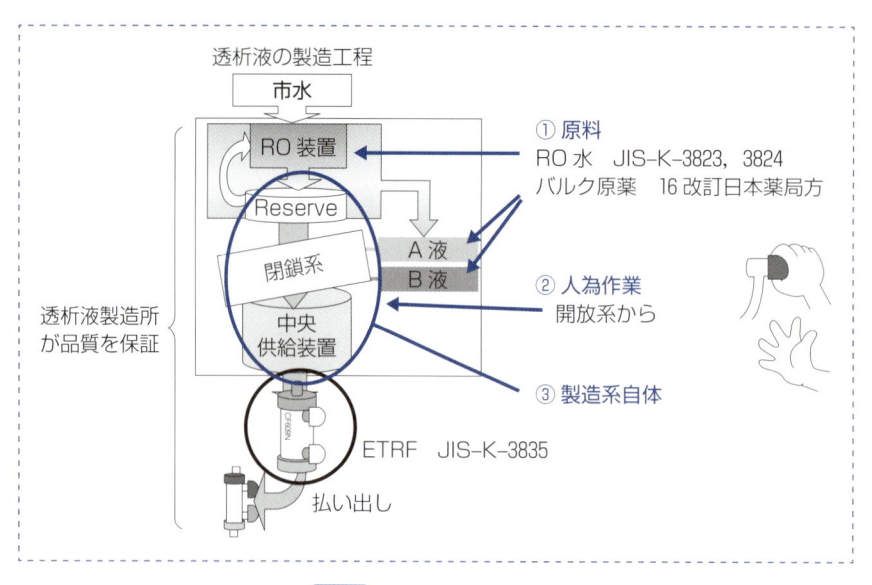

図5 透析液の汚染経路

①原料に含まれるケース，②開放系での作業でヒトから混入するケース，③もともと製造系内に存在するケース．これらがバイオフィルム化し定着する．
ETRF：エキドトキシン捕捉フィルタ

入しバイオフィルムを形成することはない．では，菌はどこから透析液に入るのか？　汚染経路として考えうるものは三つある（図5）．

一つ目は，透析用水もしくは原末・原液に混入[13)]しているケースである．しかし原末・原液は，出荷前にメーカーで商業的無菌化（commercially sterility）を施しており汚染源となる可能性は低い．製造系の清浄化には濾過法が用いられるが，透析液・RO水中の菌は容易にこの膜を透過する大きさではない．菌株同定[14)]や菌の群集解析[15)]で，RO膜の上流側と透過後の下流側の間に連続性（菌種・菌株が膜濾過前後で同一）は保たれなかった．つまりRO水の水質には施設差があるが，その原因はRO膜の上流[16)]にはなくRO膜透過後に人為操作やエアベントバルブから汚染が生じている可能性が高い．

二つ目は，製造系に対する作業中，open end（開放系）形成時に混入するケースである．患者への供給経路も含めもっとも高頻度で開放系になるのは，①ダイアライザとカプラを接続し取り外す作業であり，次いで，②濃度測定のための液採取，③透析液を作製するための原末・原液の投入，④メンテナンス作業，の順になる．この際，汚染源として問題となるのは環境よりもヒトである．生活区域をエアサンプラーで15分かけて1,000 L集塵してもせいぜい100 CFU前後であるのに対し，透析液の中に手を入れると数秒で10^4〜10^7 CFUの生菌による汚染が起きる（図6）．この手由来の菌のうち透析液中で増殖するものがあり，その大部分は水棲

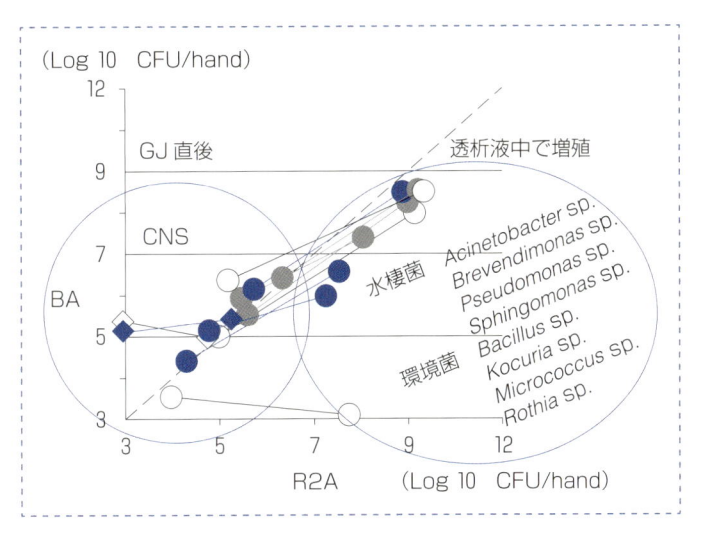

図6 透析液中で手由来の水棲菌が増殖する

滅菌した透析液を用いたグラブジュース法で手の菌を分離し，これを室温放置すると菌が増殖する．分離直後は大部分が白色ブドウ球菌であったのに対し，放置後増殖したものは水棲菌と環境菌が主であった．

GJ：グラブジュース法，CNS：コアグラーゼ陰性ブドウ球菌，BA：血液寒天培地

菌であった[17]．さらに，透析液製造系のメンテナンス時に清潔操作ができなかった場合，事後消毒を行っても透析液は汚染された[18]．このように水棲菌であっても汚染源は，ヒト＝手由来の菌である可能性は高く，透析液汚染の最重要点はヒトの作業にある．

最後に製造系の汚染で無視できないものは，設置した当初から配管に存在するケースである[19]．製造系を新規導入した場合，各メーカーは通常1週間以上のフラッシング（初期洗浄）を推奨している．この系で用いられる機器やその部品・配管は一般の工場で製造され，製造系に設置される前の新品の表面には多数の菌が存在しているからである．この場合，通常透析液からは分離されないヒト皮膚の常在菌やバシルス属などの土壌菌，酵母様真菌や糸状真菌も含まれることがある．

5 "うまく制御"する方法論

透析液の清浄化に関して，透析医学会の基準[16),20)]ではETRF（エンドトキシン捕捉フィルタ）による濾過を主眼に置き，ISOの勧告[21)]では定期的な洗浄・消毒による維持管理をもっとも重視している．これらに加え，清潔操作を加味した日常運用[22),23)]を行いながら適切なモニタリングを行えば[24)]，透析液を無菌に近づける"無菌化"も不可能ではない[25)]．これらのプロセスは等しく重要である．しかし消毒は，純培養した菌による研究を基に効果が期待されているために，実際には「薄

いバイオフィルムの滅菌には効果があるが，成長した状態のバイオフィルムを剥離する能力はない」[26)]にもかかわらず経験則から過信される傾向にある[18)]．

たとえば穿刺する前に滅菌されている針に誤って手が触れたとき，酒精綿やイソジンで針を消毒すれば元の滅菌物と同じとして穿刺するだろうか．針なら新しいものに交換すればよいが，透析液製造系はそうはいかない．適切な運用として，<u>汚さないことが先決</u>となる．

製品を清潔あるいは無菌状態に扱うという点で先行する業界が二つある．その一つ製薬業では，無菌医薬品製造に関する指針[27)]が提示され，空気調整による微粒子管理と作業者の無塵服着用によるクリーンエリア内での作業が義務化されている．しかし，それ以前から医薬品 GMP (Good Manufacturing Practice) が制定され無菌医薬品は製造されていた．その要点は人的作業の管理であり，清潔操作を基本にした作業手順のスタンダード・オペレーティング・プロシージャー・マニュアル（SOP）化およびその遵守と作業記録が重要になる．これに従えば，カプラの取り扱い[22),28)]や透析液の採取法，透析液の作製[23)]や製造系のメンテナンス[18)]に関して清潔操作を加味したマニュアルを揃える必要がある．

二つ目の食品系では，製品の清潔を保つための「7 S」[29)]として，「清潔・躾・整理・整頓・清掃・洗浄・消毒」の重要性が指摘されている．標準予防策[30)]にある手の衛生手技は，ヒトの作業が基本的に手で行われていることによる．手を洗えば生菌数は2桁落ち，未滅菌でも清潔な手袋の表面の生菌はごくわずかで素手より汚染度は下がる．マスクで口からの菌の飛散を防げる．また空調以前の作業環境の問題として，機械室を原液の倉庫にしたり作業者の休憩場所にしないようにしなければならない．その整理・整頓，机や床の清掃で，作業時に舞い上がる粉塵の量を1〜3桁減らすことができる．また製造系自体の洗浄や消毒は必須であり，怠ると透析液の汚染度が悪化する．こういった一つひとつの積み重ねで汚染の起きる確率も汚染の度合いも小さくなる[18)]．

ここでの要点は「躾」という言葉に表される．現状で，私たち透析医療に従事するもの抜きで透析液の製造や維持，透析回路の準備（プライミング）を完全自動化することは不可能である．一人ひとりの自覚と基本的な衛生概念が重要[29)]で，煩雑かつ地味で些細な仕事を堅実に実行することができるか，というプロとしての意識にかかってくる．確かに原末や原液は重く，製造系の水圧は高く水量も多いためメンテナンスも「水道工事」の域を出ない．しかし，汗をかきながらも清潔操作する覚悟さえあれば，どの施設のどの機器でも無菌化は達成可能である．

おわりに

50 年という血液透析療法の歴史のなかで，私たちはいったいどのくらい安全管理に関するエビデンスを蓄積できているのであろうか？　見た目が汚れていない，透析中に熱が出ないという経験則から未だ脱却できていない事項が多い．消毒後の定常状

態への復帰時にみられるリバウンドの問題や，低濃度次亜塩素酸貯留，メンテナンス時の搬入物品など製造管理・保守管理に関する問題，測定方法の精度と感度の管理といった品質管理上の問題に始まり，100施設あれば100通りの施設デザインと運用があるという現実を直視すべきである．広範にわたる雑多な記載となったが，透析液を清浄化する過程で不可欠な細菌汚染に関するヒトという要素について概説した．

文　献

1) 紺野昌俊：わかりやすい抗菌薬の作用機序．抗菌薬療法の考え方第2巻（追加改訂版）．2006, 2-8, ミクス, 大阪
2) 遠藤圭子訳：共生という生き方．2006, 7-19, シュプリンガーフェアラーク, 東京
3) 神谷　茂, 高橋秀実 訳：宿主−微生物相互作用．林　英生, 岩本愛吉, 神谷茂, 他 編：ブラック微生物学（第2版）．2007, 406-431, 丸善, 東京
4) 南　伸治, 霜島正浩, 武本佳昭, 他：透析液および透析用水の細菌学的検査に関する大阪府臨床工学技士会勧告．日透医誌　2009；24：371-380
5) 霜島正浩：膜ろ過法における透析液細菌数測定法．腎と透析　2007；63（別冊 HDF療法'07）：16-20
6) 大薗英一, 葉山修陽, 野呂瀬嘉彦：最適な透析液清浄化法選択のための基礎的検討．日透医誌　2009；24：440-444
7) 松本哲哉：院内環境に存在する病原菌．秋澤忠男, 峰島三千男 編：透析液の清浄化に向けて．2010, 132-140, 医薬ジャーナル, 大阪
8) Donlan, R. M. and Custerton, J. W.：Biofilms. Survival mechanisms of clinically relevant microorganisms. Clin. Microbiol. Rev.　2002；15：167-193
9) 松山東平, 松下　貞：バイオフィルム形成に見られる多細胞の振る舞い．バイオフィルムの基礎と制御．2008, 16-26, NTS, 東京
10) 冨岡敏一, 大薗英一, 土戸哲明, 他：血液透析システムにおける透析液品質の維持向上に関する細菌学的研究 A) 透析液から分離された菌の生理学的研究．日透医誌　2013；28：181-197
11) 大薗英一, 野呂瀬嘉彦, 葉山修陽：損傷菌回復を目的とした透析液用培地の開発．日透医誌　2012；27：529-535
12) 辻　良明：消毒薬耐性とその問題点．Infect. Control　2001；10：130-136
13) 大薗英一, 葉山修陽, 野呂瀬嘉彦, 他：透析液清浄化の指標となる従属栄養菌培養法の精度管理および測定結果に対する警戒基準・処置基準設定のためのジェネラルコンセンサスの形成．日透医誌　2008；23：495-510
14) 本田和美, 大薗英一, 野呂瀬嘉彦, 他：透析用水中汚染経路の推定から考えた水質基準 0.1 CFU/mL への展望．腎と透析　2009；67(別冊 HDF療法'09)：72-76
15) 大薗英一, 本田和美, 土戸哲明, 他：透析液中に棲息する菌の起源に関する細菌遺伝子学的解析．日透医誌　2013；28：198-204
16) 秋葉　隆, 川西秀樹, 峰島三千男, 他：透析液水質基準と血液浄化器性能評価基準 2008．透析会誌　2008；41：159-167
17) 大薗英一：透析液の安全管理　7．細菌・微生物の基礎．臨牀透析　2011；27：1120-1124
18) 本田和美, 井上有紀, 大薗英一, 他：手の衛生手技は透析液の清浄化に不可欠である．透析会誌　2010；43：361-366
19) 福井隆一：熱水消毒と部材交換・劣化．防菌防黴　2013；41：印刷中
20) 川西秀樹, 政金生人, 峰島三千男, 他：2011年版　日本透析医学会　エンドトキシン捕捉フィルタ（ETRF）の管理基準．透析会誌　2011；44：977-990
21) ISO：8．微生物制御戦略．ISO23500：2011 血液透析用透析液および関連療法

に用いる溶液の調整及び品質管理の手引，23-27

22) 南　伸治：私たちも関わる日々の問題．きれいに作る 2 プライミング―カプラーの清潔操作．透析スタッフ　2013；1：印刷中

23) 本田和美：私たちも関わる日々の問題．きれいに作る 3 透析液製造．透析スタッフ　2013；1：印刷中

24) 大薗英一：透析液清浄化管理に不可欠なモニタリング技術とその実践的活用法．Clinical Engineering　2011；22：1127-1135

25) 大薗英一，野呂瀬嘉彦，葉山修陽：細菌汚染の現状と無菌性保証に向けた取り組み．日血浄技会誌　2009；17：25-27

26) 伊藤日出生：洗浄の実務と新しい働き．化学洗浄の理論と実際．2011，131-135，米田出版，千葉

27) 室井正志，佐々木次雄：無菌製造法に関する製造指針と品質管理（第二版）．2012，じほう，東京

28) 本田和美，中野美佳，加来清美，他：カプラ清浄化対策で終わらない品質保証のためのカプラ標準手順書とは．日臨工会誌　2009；37：354-356

29) 米虫節夫：食品衛生 7S の提言．食の安全を極める食品衛生 7S 導入編．2006，2-13，日科技連，東京

30) 平成 19 年度厚生労働科学研究　感染患者への対策マニュアル．秋葉　隆　編：透析医療における標準的な透析操作と院内感染予防に関するマニュアル（三訂版）．2008，35-41

（大薗　英一）

〔初出：臨牀透析　vol.27　no.6, 8　2011〕

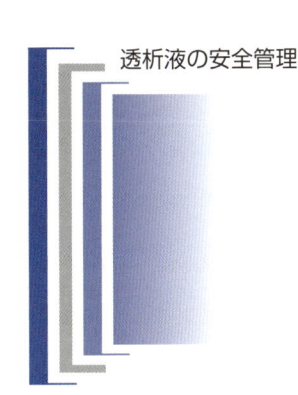

透析液の安全管理

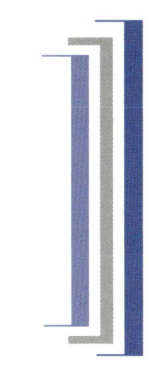

8 生菌数試験

Key words R2A カンテン培地，従属栄養細菌，透析液，生菌数試験，MF 法

はじめに

　透析液清浄化の必要性は，貧血改善，β_2-microglobulin や高感度 CRP（C 反応性蛋白）の低下などが報告され，透析患者の生命予後改善のみならず QOL（quality of life）向上にも関与することからも明らかである[1]．2010 年 4 月の診療報酬改定に伴い「透析液水質確保加算」が新規項目として挙げられ，これまで以上に多くの施設が水質管理に取り組むことになると思われる．この加算は日本透析医学会学術委員会による「透析液水質基準と血液浄化器性能評価基準 2008」のⅠ．透析液水質基準[2]に基づき，水質管理が適切に実施されていることを条件の一つとしている．この稿では透析用水および透析液中の従属栄養細菌（heterotrophic bacteria）の生菌数試験（定量）について記述する．

❶ 評価ポイントと測定頻度

　「透析液水質確保加算」の測定部位は RO（reverse osmosis）水（毎月測定，安定すれば 3 カ月ごとに測定）と透析用監視装置のダイアライザ手前（月 2 台以上，1 年で全台測定）であるが，原水よりダイアライザ入口までいたる所が汚染源となる可能性がある．測定が必要と思われる箇所を図 1 に示す．

　水道水中には多数の細菌が棲息している．つまり，塩素を添加することで，病気や腐敗を起こす可能性のある細菌だけを死滅，あるいは不活性化しているだけで，水道水を滅菌しているわけではない．塩素化合物や遊離塩素が除去されたとき，塩素により損傷していた細菌は本来の環境となるため増殖能を取り戻す[3]．ETRF（endotoxin retentive filter）は bacteria に対する対数減少値（LRV；logarithmic reduction value）7 以上を保持するため，定期的な消毒と交換を行って管理すれば bacteria の除去は可能である．しかし，ETRF に頼らず，ETRF で区切られたエリアごとの清浄化に努めるべきである．

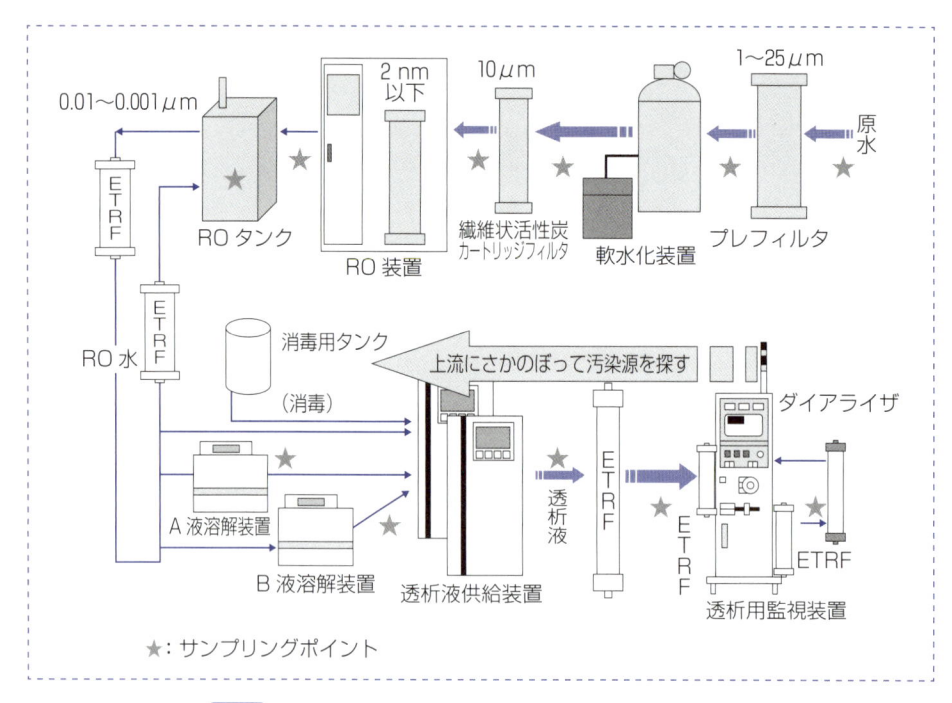

図1 水質評価ポイントと測定頻度（月に1度の測定）

❷ 採取方法

検体の採取には，常に循環あるいは通水している箇所にサンプリングポート（可能であればディスポーザブル）を設置しておく．ポート部をアルコール消毒しディスポーザブルシリンジに20あるいは22G針を付けて採取する．

❸ 使用する培地の種類

一般的に使用される培地を図2に示す．

R2A カンテン培地は国内販売当初，検体量 1.0 mL が可能とされていたが，検体が培地に吸収されるのに数日を要するため 50 〜 200 μL が適量である．

メンブレンフィルタ（MF）法では菌集落（colony：コロニー）を数えられる範囲かつ信頼のおける範囲が 10 〜 100 CFU（colony forming unit）である．MF法で 10 mL の検体を注入した結果，100 CFU を大きく超えた（スケールアウトした）場合は R2A カンテン培地に 50 〜 200 μL（100 CFU/mL 前後の場合は 500 μL になる）を塗布して算定する．R2A カンテン培地に 300 CFU 以上の場合は検体の 10 倍希釈列系[4]の希釈液を塗布する．2種類のうちメンブラン径が 50 mm のほうがコロニーを観察しやすいが，検体を吸引するためのポンプが必要となる．

水棲菌試験には R2A と TGEA（Tryptone Glucose Extract Agar）が推奨されているが，R2A 液体培地の安定性が確認されていないため，クオリティモニタでは液体

のM-TGE Broth（2 mL）をセットで使用する．クオリティモニタで検体を濾過後R2Aカンテン培地で培養したい場合は，検体を濾過したクオリティモニタのメンブランをカセットからピンセットで取り外してR2Aカンテン培地に載せて培養する．

❹ 培地使用の実際

1. R2Aカンテン培地の平板塗抹法
① 培地の名前と有効期限の確認を行う．
② 結露をなくすために，検体を接種する1時間前に冷蔵保存した培地を箱とビニール袋から取り出して机に並べる．
③ 落下菌が入らないように蓋の隙間から検体を接種する．
④ エーゼやコンラージ棒で培地全体に検体が広がるようにのばす．
⑤ カンテンが下になるようにシャーレを重ねてビニール袋に入れる．培地が検体を吸収したら倒置（さかさまに）して培養する．

2. 37 mmクオリティモニタのMF法
① 赤・青2個のキャップを外しIN側よりスリットインで検体が入ったシリンジを差し込み，検体をゆっくり注入する．一気に注入するとカセットが外れることがある．
② OUT側より余分な検体をシリンジで吸い出す．
③ M-TGE Broth培地（2 mL）をIN側より注入し，出口より余分な液を吸い出す．
④ 双方にキャップをして倒置培養する．

3. 生菌数試験システム「ミリフレックス」のMF法
① フィルタファンネルユニットを吸引ポンプにセットする．
② ファンネルに検体を注ぎポンプで吸引する．
③ R2Aカンテン培地カセットを押し当て蓋をして倒置培養する．

4. A原液，B原液などの場合
原液が水棲菌のコロニー発育に影響すると考えられる場合は，MF法で検体を濾過した後に滅菌蒸留水をメンブラン全体に流してから培地に置く．

5. 配管内のバイオフィルム
配管内壁を滅菌蒸留水などで湿らせた綿棒で強く拭い取り，R2Aカンテン培地に塗布・培養する．あるいは拭い取った綿棒を直接スライドグラスに塗布・乾燥し，グラム染色して光学顕微鏡で観察するとR2Aカンテン培地に発育しない細菌も観察できる．

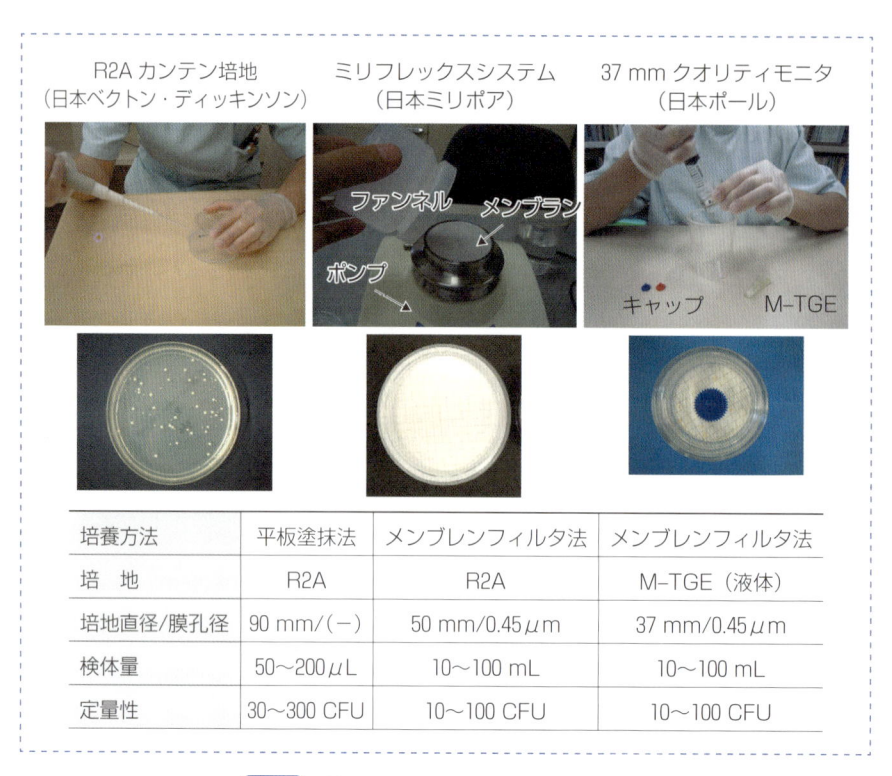

培養方法	平板塗抹法	メンブレンフィルタ法	メンブレンフィルタ法
培地	R2A	R2A	M-TGE（液体）
培地直径/膜孔径	90 mm/（－）	50 mm/0.45μm	37 mm/0.45μm
検体量	50〜200μL	10〜100 mL	10〜100 mL
定量性	30〜300 CFU	10〜100 CFU	10〜100 CFU

図2 培地やメンブレンフィルタの種類

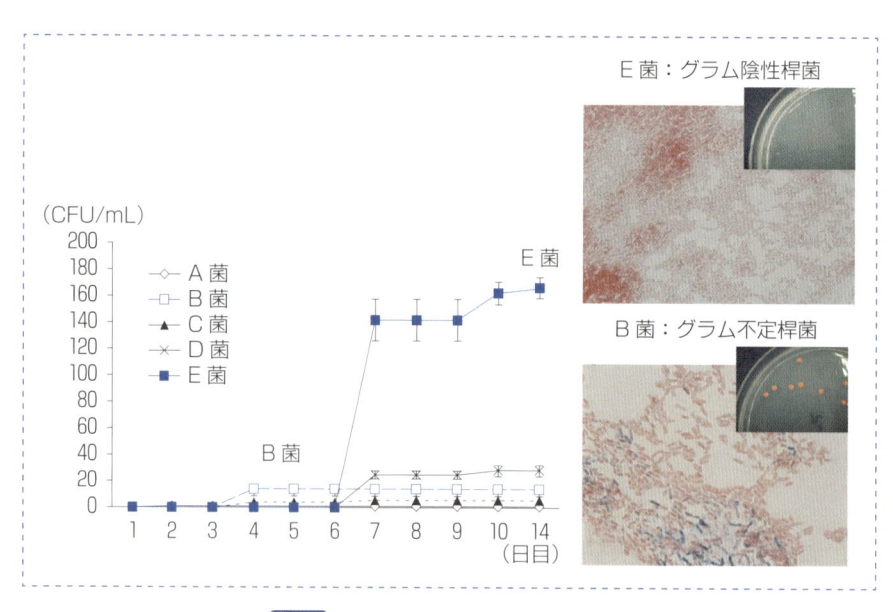

図3 コンタミネーションはどれか

グラフは RO 水由来の水棲菌を単独で R2A カンテン培地(25℃)で培養した結果である．横軸は培養日数．いずれの菌種も4日目以降にコロニーを視認できている．

❺ 培養温度

透析液の水質基準には培養温度を20〜25℃と30〜35℃の2通りが記載されているが，自施設の水棲菌の最大数になる温度に設定するのが望ましい．しかし，一つの施設でも時期的に水棲菌の種類が変化する場合もあるため，厳密に行いたい場合は2通りの温度で培養する．

❻ 培養日数

水棲菌は4日目以降にコロニーが視認されるが，発育が遅く7日以降に認める菌もあるため14日目まで観察を続ける．

❼ コンタミネーション（科学実験の場における汚染）の判断

R2Aカンテン培地で3日目までに形成したコロニーはヒト由来菌の混入が予想される（図3）．当培地よりコロニーを血液カンテン培地に移し，35℃で培養してコロニーが発育すれば，ヒト由来菌を疑う．サンプリングや培養時のみの混入であるとは限らず，透析室配管工事の際に配管内あるいは装置内に混入した可能性や，粉末投入など透析液製造過程での混入の可能性もある．

❽ コロニー計数

菌は2分裂で増殖し，カンテン培地など固形培地上では10^6個以上になるとコロニーとして視認される[5]．コロニーの大きさや形，色に関係なくすべてを数える．表示の単位をCFU/mLとする．

平板塗抹法の場合，拡散コロニーが培地の半分以上で覆われたときはこの平板は無視し，半分未満なら覆われていない半分についてコロニーを数え，その2倍をその培地平板の菌数とする[6]．

MF法では表現方法を13 CFU/100 mL（実際の濾過量）などとする．通常，コロニー数は少数では表現しない．0 CFUの場合は「検出せず」と表現する[7]．

生菌数の結果は検体名，採取日時，採取者や培養者，培養温度，培養日数を記録し，生菌数はトレンドで見る．定期的に生菌の同定をしておくことも必要であるが，水棲菌の同定は困難な場合が多い．

❾ 培養のための設備

培養を安全に行うためには細菌検査室レベルの設備が必要である．たとえば，培地をあらかじめ乾燥させ検体を接種するクリーンベンチ，一定温度で培養するインキュベータ，さらには培養後の培地を処理するオートクレーブなどである．しかし，このような設備がない場合は次の点に留意して施行すべきであると思われる．

① 閉鎖された部屋を使用し，水周りから1.5 m以上離れた場所を選ぶ．

② 空調を切り，人の出入りを禁じる．
③ 消毒用アルコールで机上を消毒する．
④ カンテン培地を1時間以上前に冷蔵庫から取り出し，結露を除いておく．
⑤ 手袋，マスクを着用する．臨床着の上に白衣をつける．
⑥ 短時間で接種する．
⑦ 培地はビニール袋やプラスチック容器などに入れ，少し通気をする．培地の乾燥が予測される場合は滅菌蒸留水で湿らせた綿花を入れておく．
⑧ 培養・観察後は培地をビニール袋に入れ，感染性廃棄物の処理を行う．

⑩ 基準値と評価方法

現在，透析液関連の水質基準は ISO（International Organization for Standardization）23500，日本透析医学会の水質基準（JSDT 基準 2008）と日本臨床工学技士会の水質基準（日臨工ガイドライン Ver 2.00：2011 年 10 月 5 日改訂）[URL1)]がある．JSDT 基準 2008 では前述したとおりだが，各施設の基準は可能であればさらに高レベルにすることも考慮すべきで，たとえば日臨工ガイドラインのように透析液生菌数基準 0.1 CFU/mL（検体摂取量 10〜100 mL）未満と全台の透析用監視装置で高清浄度を維持している施設もある．

アクションレベル（処理基準値）では正常な運転範囲内へ引き戻すための是正措置を講じなければならず，過去の傾向分析による平均＋3σの値とする[URL2)]．「製薬会社の生菌数試験の設定基準が 100 CFU としたら 50〜200 CFU は同じ範囲（＝規格内）だということで，上限の 2 倍を超える場合は何かあるのか」[8)]と疑うことから，アクションレベルは平均＋3σと設定することが望ましく，これを超えた場合は，再測定→対策→再測定のように繰り返し対処しなければならない．措置を講じる前後で生菌の同定を行い，当該措置がどのような生菌に有効であったかを検討する．

おわりに

血液透析患者の合併症予防のために，透析液清浄化を行うことは周知のこととなった．多人数用透析液供給システム（central dialysis fluid delivery system；CDDS）では複数メーカーの装置と配管の組み合わせとなった施設が多く，汚染状況を把握する意味で定期的に生菌数試験を行い，一連の管理を自施設で行っていかなければならない．透析液を作製し供給する臨床工学技士は，自分で検体を採取し，培養し，コロニーを観察していくことで，清浄化に対する関心がさらに高まると思われる．

文献

1) 政金生人：透析液清浄化基準の変遷と今後の展望．Clinical Engineering 2005；16：1242-1246
2) 秋葉 隆，川西秀樹，峰島三千男，他：透析液水質基準と血液浄化器性能評価基準2008．透析会誌 2008；41：159-167
3) 山本英則：細菌検出法の基礎知識と実際Ⅱ―透析液製造ラインにおける細菌数の挙動とその解釈．日本臨床工学技士会透析液等WG編：透析液安全管理マニュアル．2010，144-157，先端医学社，東京
4) 松本哲哉：透析環境の定量的微生物検査．竹澤真吾，松本哲哉 編：透析液のバイ菌がよくわかる本．2008，68-82，東京医学社，東京
5) 大薗英一，葉山修陽：透析室で可能なメンブランフィルター法．秋澤忠男 監，峰島三千男 編：透析液清浄化に向けて．2010，185-193，医薬ジャーナル社，大阪
6) 金子精一：細菌学 基礎Ⅰ―細菌の特徴，分類および検出方法など．日本臨床工学技士会透析液等WG編：透析液安全管理マニュアル．2010，67-82，先端医学社，東京
7) 南條正仁：細菌検出法の基礎知識と実際Ⅰ―生菌数試験の基礎知識と臨床現場でおこなう場合の注意点．日本臨床工学技士会透析液等WG編：透析液安全管理マニュアル．2010，125-143，先端医学社，東京
8) 座談会「透析液清浄化の新たなる展開」―ISO基準決定を見据えて（南條正仁，他）．血液浄化に関する最新情報紙（B.P. up-to-date） 2010；No.55

参考URL（2013年4月現在）

1) 日本臨床工学技士会：透析液清浄化ガイドライン Ver 2.00．2011
http://www.ja-ces.or.jp/03publish/pdf/touseki_guideline2.00.pdf
2) 厚生労働省：第16改正日本薬局方
http://jpdb.nihs.go.jp/jp16e/

（岩本ひとみ／野田 哲寛／古賀 伸彦）

〔初出：臨牀透析 vol.27 no.9 2011〕

透析液の安全管理

9 培養法以外の細菌検出法

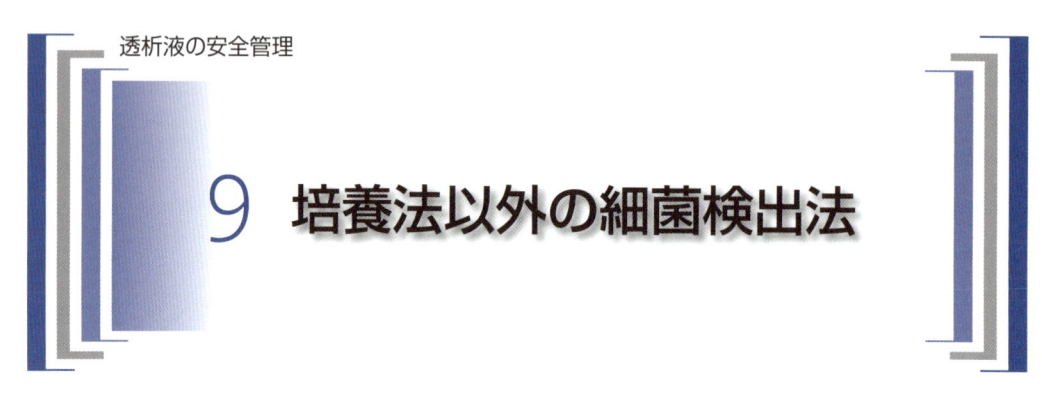

Key words 細菌検出法，成長増殖能，代謝，生物活性，アーチファクト，核酸

はじめに

　1 cell の細菌の大きさはわずか 1 μm．19 世紀パスツールやコッホの偉業により 1 cell の細菌を目に見える大きさの集落（以下，colony）に形成させ，今日の細菌学の基礎を築いた．現在，この培地の中で colony 形成または培地の混濁の程度を調べる方法が，もっとも信頼される細菌検出法として用いられている．確かに増殖分裂する生細胞が colony を形成していることはいうまでもない．しかし，通常の培養で検出可能な細菌は地球上に存在する全細菌の 0.01％ にも満たないといわれている[1]．一方，近年の分子生物学および光学を含めた工学系技術の発展は著しく，培養法では検出困難であった細菌の検出のみならず，これらの細菌の生物学的な特徴を迅速に把握できるようになった．

　本稿では，細菌のもち合わせている増殖分裂，生物活性，代謝，核酸を基本とした通常の培養法以外の細菌検出法について概説する．

❶ 培養法と非培養法（表1）

　細菌検出法の基本は可視化である．1 cell の細菌をどのような形で可視化するか，培養法は培地上の colony 形成または培地の混濁で可視化している．一方，非培養法はこの培養操作を用いないが，細菌のもつ増殖分裂能を基にした方法と，細菌の代謝や生物活性を利用した方法の大きく二つに分けられる[2]．まずこの違いを理解したうえで適切な細菌検出法を導入することが重要となる．

1. 細菌の成長増殖能を基本とした細菌検出法（growth-based microbiological methods）

1）ATP 発光法：ATP bioluminescence

　生菌には adenosine triphosphate（ATP）が一定の割合で含まれており，この

表1 培養法の分類

培養法による細菌検出法	培養法を併用した細菌検出法	培養法以外の細菌検出法
• 液体培地を用いた培養法 • 平板培地を用いた培養法 　・塗抹法 　・混釈法 　・メンブレンフィルタ法	• 蛍光染色法との併用法 • ATP発光法との併用法	• 細菌の成長増殖能を基にした方法 　・ATP発光法 　・インピーダンス法 • 細菌の代謝や生物活性を利用した方法 　・蛍光染色法 　・フローサイトメトリー法 • アーチファクトを基にした方法 　・質量分析法 　・エンドトキシン活性測定法 　・グラム染色法 • 核酸を基とした方法 　・PCR法 　・16SrRNA

ATP濃度を測定することで生菌数を推定する方法である．ATPはルシフェリンと酸素の存在下で，ルシフェラーゼ（酵素）を反応させることによりadenosine monophosphate（AMP）に変化する．この酵素反応は生物発光と呼ばれ，他の生物に共生する微生物が特異的生物発光を起こすことから共生発光とも呼ばれている反応である．そのとき放出される光エネルギーを計測し，生菌の定性および定量をしている．ATP法による細菌検査は，生菌のもつATPを光エネルギー化させ，その発光量を通じて間接的に細菌を測定しているので，細菌を直接検出しているわけではない．測定結果は細菌数ではなく相対発光量（relative light unit；RLU）やATPモル濃度，ATP量などで表示する．また，細菌がもつATP量は細菌の種類によってさまざまであり，複数種類の細菌が混在している試料での定量は困難である．操作は試料を直接または増菌培養後，界面活性剤あるいは酸で処理して菌体外にATPを抽出する．ルシフェラーゼ（酵素）とルシフェリン（基質）を添加するとATP存在下でのみ反応が進行し光を発生する．その光強度はATP濃度に比例するので生菌数が推定できる．

2) インピーダンス（impedance）法

　細菌は増殖の過程で蛋白質や炭水化物などの高分子を高分子量物質として資化し，有機酸やアミノ酸などのイオン化した化合物に分解する．これらのイオン化合物がある一定の濃度に達すると，その環境にごくわずかな電気的変化が生じる．この電気的変化をインピーダンス（電気抵抗），コンダクタンス（電気伝導度），あるいはキャパシタンス（静電容量）という概念で検知する方法がインピーダンス法である．電気的変化が生じるまでの時間は，初発菌数や菌の増殖能と反比例するので，両者の検量線から試料中の菌数を推定することができる．この検査法は培養を

必要とするが，従来のcolonyを計測する方法に比べると短時間の培養で判定が可能である．また，細菌には誘電泳動力と呼ばれる電気的な力が作用し，その結果，細菌は一定方向に駆動され濃縮される．細菌は固有の電気インピーダンスを有しているため，濃縮が進むと電極間のインピーダンスが過渡的に変化し，このインピーダンス変化を測定することで，細菌の検出ならびに濃度推定が可能となる．

2. 細菌の代謝や生物活性を基本とした細菌検出法（viability-based microbiological methods）

1）蛍光染色法（直接顕微鏡法：direct epifluorescent filter microscopy）

ポリカーボネート製のメンブランフィルタ（以下，MF）を用いてサンプル中の細菌を濾過回収し，細胞内のDNAと結合する蛍光染色剤4′,6-diamidino-2-phenylindole（DAPI）やpropidium iodide（PI）で染色後，蛍光顕微鏡で観察する方法である．DAPIは疎水的分子であり，生細胞の細胞膜を透過し核酸のA-T領域にインターカレーションすることで，生菌・死菌を問わず染色できるが，PIはイオン性分子であり，通常は細胞膜を透過できない．しかし細胞膜に損傷部位が存在すると，そこから内部に入り込み，二本鎖核酸にインターカレーションすることで染色することができる．この細胞膜透過性の異なる蛍光染色剤を用いることにより，生細胞と死細胞を判別することが可能となる．また，蛍光染色剤に6-carboxyfluorescein diacetate（以下，6-CFDA）を用いると，6-CFDAは生菌が有する細胞内のエステラーゼにより加水分解され，蛍光分子である6-carboxyfluoresceinとなって細胞内に蓄積するため，生きている細菌の数を酵素活性の有無を指標に観察することができる[3]．

濾過が可能な試料のすべてが対象となる．しかし，試料中に蛍光発光する物質が共存している場合には事前に取り除くなど前処理が必要となる．図1[4]にDAPIと6-CFDAの二重染色法の基本的な操作法を示す．蛍光染色剤は目的に応じて使い分けることが重要で，表2[5]に細菌検出に用いられる一般的な蛍光染色剤を示す．

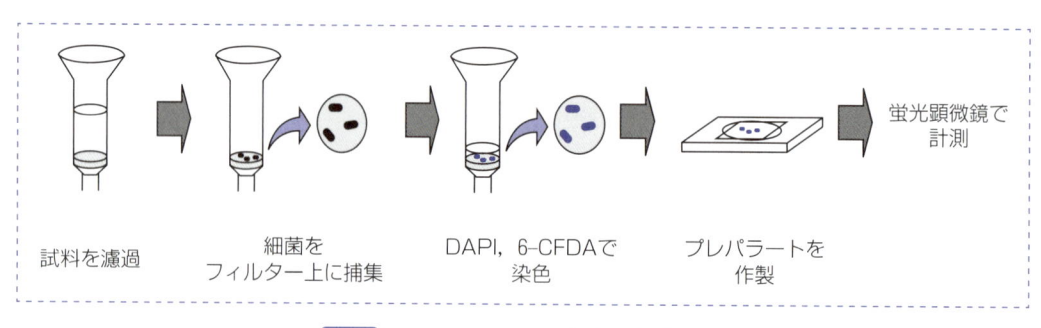

試料を濾過 → 細菌をフィルター上に捕集 → DAPI，6-CFDAで染色 → プレパラートを作製 → 蛍光顕微鏡で計測

図1 DAPI，6-CFDA染色の操作手順
〔大阪大学大学院薬学研究科遺伝情報解析学分野（衛生化学）編著：環境微生物学実験プロトコール．2007，キーラボ中之島，大阪[4]より引用〕

表2 細菌の検出に用いられるおもな蛍光染色剤

蛍光染色剤	励起波長 (nm)	蛍光波長 (nm)	染色対象	おもな用途
Fluorescein-isothiocyanate (FITC)	494	518	タンパク質 (α-アミノ基)	細胞内タンパク質の定量, 蛍光抗体の標識
Rhodamine 123	505	533	細胞膜	細胞膜の活性の評価
Acridine orange	460/500	526/650	一本鎖・二本鎖核酸	核酸の染色, RNA/DNA比の測定
Chromomycin A3	450	570	G-C領域	DNAの定量, GC含量の測定
Mithramycin	395	570	G-C領域	DNAの定量, GC含量の測定
4',6-diamidino-2-phenylindole (DAPI)	359	461	A-T領域	DNAの定量, 全菌数測定
Hoechst 33258	352	461	A-T領域	DNAの定量, 全菌数測定
Hoechst 33342	350	461	A-T領域	DNAの定量, 全菌数測定
Ethidium bromide	518	605	二本鎖核酸	DNAの定量, 死細胞の検出
Propidium iodide	535	617	二本鎖核酸	DNAの定量, 死細胞の検出
Ethidium homodimer	518	605	二本鎖核酸	DNAの定量, 死細胞の検出
SYTOX Green	502	523	DNA	DNAの定量, 死細胞の検出
POPO-1	434	456	DNA	DNAの定量, 全菌数測定
BOBO-1	462	481	DNA	DNAの定量, 全菌数測定
YOYO-1	491	509	DNA	DNAの定量, 全菌数測定
TOTO-1	514	533	DNA	DNAの定量, 全菌数測定
TO-PRO-1	515	531	二本鎖核酸	死細胞の検出
TO-PRO-3	642	661	二本鎖核酸	死細胞の検出
SYTO 61	628	645	DNA, RNA	全菌数測定
SYBR Green I	290, 497	520	二本鎖核酸	全菌数測定, ウイルスの計数
SYBR Green II	254, 497	520	RNA	全菌数測定
SYBR Gold	300, 495	537	一本鎖・二本鎖核酸	全菌数測定, ウイルスの計数
Carboxyfluorescein diacetate (CFDA)	495	520	esteraseにより加水分解される	生細胞の検出
Fluorescein diacetate (FDA)	495	520	esteraseにより加水分解される	生細胞の検出
Carboxyfluorescein diacetate-acetoxymethylester (CFDA-AM)	495	520	esteraseにより加水分解される	生細胞の検出
Calcein-AM	490	515	esteraseにより加水分解される	生細胞の検出
5-cyano-2,3-ditolyl tetrazolium chloride (CTC)	450	630	呼吸にともない還元される	生細胞の検出
Tetramethylrhodamine isothiocyanate (TRITC)	542	572		FISH用プローブの標識
Texas Red	596	615		FISH用プローブの標識
Cy3	550	565		FISH用プローブの標識
Cy5	650	670		FISH用プローブの標識
2-hydroxy-3-naphtoic acid-2'-phenylanilide phosphate (HNPP)	350/550	562		FISH用プローブの標識
5(6)-carboxyfluorescein-N-hydroxysuccinimide-ester (FLUOS)	494	518		FISH用プローブの標識
5(6)-carboxytetramethyl-rhodamine-N-hydroxy-succinimide-ester (CT)	546	576		FISH用プローブの標識
Alexa 488	495	519		蛍光抗体・PCR産物の標識
Alexa 546	556	575		蛍光抗体・PCR産物の標識

〔山口進康, 那須正夫:日本細菌学雑誌 2006;61:251-260[5]より引用〕

2) 蛍光染色法を用いた自動計測装置

光洋産業株式会社製微生物迅速検査装置バイオプローラ®（以下，Bp）は，目視計数の自動化により細菌計数作業の省力化と定量性の向上，測定者間に生じる計数誤差の低減が可能であり，簡便に迅速高精度な細菌の分子生物学的特長が把握できることを報告した[6〜10]．

操作は専用の濾過キットのMF上にトラップした細菌に，DAPIを主成分とする試薬αとPIを主成分とする試薬βを浸透させ染色する．Bp本体にMFをセットし，パソコン上で操作を行うことで自動計数が開始される．試薬αは生菌・死菌をともに染色し総菌数として検出する．試薬βは死菌のみを染色する．試薬αはUVの励起光照射にて青色発光，試薬βはgreenの励起光照射にて赤色発光する．発光した細菌はBpに内蔵されたCCDカメラにて撮り込まれ，デジタル処理することで各発光点を1個の細菌として認識する．専用の濾過キットのMF部分は直径9 mmであり，このMF上の約50％の面積にあたる30ポイントを計数し，計数したMFの面積比からMF全体の細菌数を求める．生菌数は試薬αで染色された総菌数から試薬βで染色された死菌数を差し引くことで算出され，濾過から測定まで約15分で計数が可能である．

3) フローサイトメトリー法：fluorescence flow cytometry

フローサイトメトリーとは高速で流れる個々の細胞に励起光を照射し，得られる蛍光をもとに，細菌数や細胞内の核酸量の測定などを行う方法である．その特長は，① 数分間で数万個の細胞を測定できるので既存の方法と比較してはるかに多数の細胞についての情報が短時間に得られる．② 客観性ならびに定量性が高い．③ 個々の細胞がもつ複数の生物学的情報（細胞のサイズ，核酸含量，蛋白質含量など）を同時に測定できることが挙げられる．また，機種によっては特定のシグナルを発する細胞のみを分取（ソーティング）できるため，先述のように生理活性をもつ細菌や特定の細菌種のみを分取し解析することも可能である．最近ではより高感度で小型の機器の開発が行われ，微生物専用の機種も市販されている．

3. アーチファクトを基本とした細菌検出法(artifact-based microbiological methods)

●質量分析法（マススペクトロメトリー）

質量分析法とは，試料の質量電荷比を求めるときに使用される分析法で，マトリックス支援レーザー脱離イオン化法（matrix assisted laser desorption ionization；MALDI）と飛行時間型（time of flight；TOF）質量分析計（mass spectrometry；MS）の組み合わせにより，生体高分子の質量を決定するときに用いられる．細菌に直接レーザーを照射し得られるマススペクトロメトリーピークのパターンや強度をデータベースと照合して属，種，時には株を同定することができる．

4. 核酸を基本とした細菌検出法(nucleic acid-based microbiological methods)

・PCR(polymerase chain reaction)法

PCRとは細菌から取り出した特異的な遺伝子を何十万倍にも増幅する技術で,増幅された遺伝子を電気泳動などで処理し細菌を特異的に検出する方法である.しかし,電気泳動などの処理には電気泳動装置などが必要であり,通常1時間程度の処理時間が必要であるが,抗原抗体反応を応用したイムノクロマトグラフィを用いて増幅された遺伝子を検出する方法では1〜5分の反応時間で特別な装置も必要としないで,迅速かつ簡便に特異遺伝子の検出が可能になっている.

❷ 培養法を併用した細菌検出法

1. 蛍光染色法と培養法の併用

先述した蛍光染色法と培養法を組み合わせることで目視できないほど小さなmicrocolonyを観察することができる.操作は試料をMFで濾過し,そのMFを適当な培地に貼り付けてMF培養を行ったMFを,通常の培養時間の25%程度の時間培養した時点でMFを取り出し,そのMFを蛍光染色剤で染色して蛍光顕微鏡で観察する.目視できないほど小さなmicrocolonyを観察することができるので,これまで目に見える大きさのcolonyにまで増殖できなかった細菌の存在を明らかにしたのと同時に,増殖分裂してcolony形成する細菌の迅速検出が可能になる.図2[4)]にmicrocolonyの蛍光顕微鏡画像と電子顕微鏡画像を示す.

2. ATP発光法と培養法の組み合わせ

先述したATP発光法と培養法を組み合わせ,microcolonyにATP発光試薬を添加しATP発光するmicrocolonyを計測する方法である.蛍光染色法と同様に増殖分裂する細菌の迅速検出が可能である.

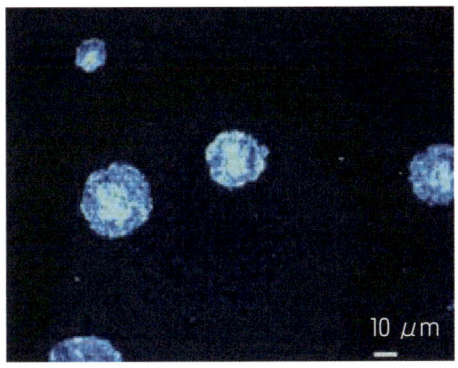

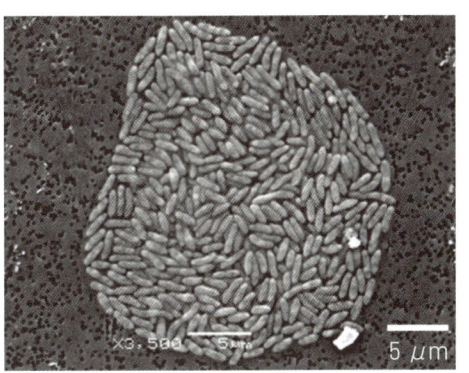

a|b

図2 microcolony 観察像

a:蛍光顕微鏡観察像,b:電子顕微鏡(SEM)観察像

〔大阪大学大学院薬学研究科遺伝情報解析学分野(衛生化学)編著:環境微生物学実験プロトコール.2007,キーラボ中之島,大阪[4)]より引用〕

おわりに

今回，培養法以外の細菌検出法について，近年，一般的に用いられている方法のごく一部について概説した．ここで紹介した非培養法は細菌を直接測定しているものではなく，細菌の代謝や活性を指標にしているので細菌の痕跡にも反応してしまう欠点があることを十分に認識していなければならない．また，サンプル中に細菌と同じ代謝または同じ反応をする物質に対しても同様の認識が必要である．感度と特異度について十分に理解したうえで応用してほしいと願う．これまで培養法を基に培ってきた細菌検出法に加え，今後これらの新技術による細菌検出法は，現在の培養法の欠点ならびに限界を補完する重要な方法と考える．顕微鏡から工学機器へと変遷するなかで，透析医療の現場で柔軟に対応できるのは工学知識を有する臨床工学技士であると信じている．

文　献

1) 新谷英晴：微生物の簡易迅速検査法ならびに同定法の現状と進歩．防菌防黴 2005；33(9)：470-472
2) Kirsch, L. (ed.)：Evaluation, validation and Implementation of new microbiological testing methods (Technical Report No. 33). PDA J. Pharmaceutical Sci. Tecnol. 2000；54(3 Suppl. TR33)
3) 山本英則，栖村友隆，島北寛仁，他：6-carboxyfluorescein diacetate (6CFDA) を用いた活性細菌の迅速自動検出法．腎と透析 2009；65(別冊ハイパフォーマンスメンブレン'09)：207-210
4) 大阪大学大学院薬学研究科遺伝情報解析学分野（衛生化学）編著：環境微生物学実験プロトコール．2007，キーラボ中之島，大阪
5) 山口進康，那須正夫：蛍光染色による細菌の可視化と迅速・高精度検出．日本細菌学雑誌 2006；61：251-260
6) 山本英則，松原由紀子，藤森　明，他：蛍光染色フィルタ法を用いた透析液中の細菌検出法第1報―迅速測定法．腎と透析 2006；61(別冊HDF療法'06)：156-158
7) 栖村友隆，山本英則，藤森　明，他：蛍光染色フィルタ法を用いた透析液中の細菌検出法第2報―難培養性微生物(VBNC細菌)検出手段としての一考案．腎と透析 2006；61(別冊HDF療法'06)：159-162
8) 山本英則，松原由紀子，藤森　明，他：蛍光染色フィルタ法を用いた透析液中の細菌数評価．腎と透析 2006；61(別冊ハイパフォーマンスメンブレン'06)：66-69
9) Shimakita, T., Yamamoto, H., Naramura, T., et al.：Rapid count of microbial cells in dialysate. Ther. Apher. Dial. 2007；11：363-369
10) 栖村友隆，山本英則，井出孝夫：培養操作に依存しない細菌の迅速高精度検出技術．クリニカルエンジニアリング 2010；21(8)：843-849

（山本　英則／田仲　紀陽）

〔初出：臨牀透析　vol.27　no.11　2011〕

透析液の安全管理

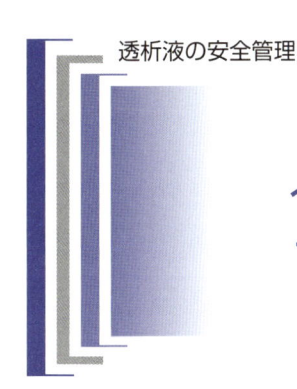

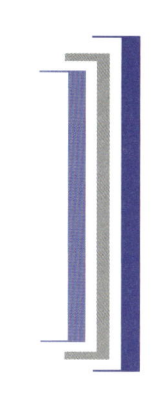

10 水処理システム

Key words 水処理，透析用水，安全対策

はじめに

透析治療は，大量の透析液が膜を介して血液と接触し，血液中の不純物を除去することに加え，透析液中の物質を血液中に移行させる二面性を有している．その透析液の大部分を占めるのが透析用水であり，一度の治療で100 Lを超える量が膜を介して血液と接する．

基となる原水には，水道水・井水などが用いられるが，これらの中に存在している生物学的および化学的汚染は生体にさまざまな有害作用を及ぼすため，適切な手段で処理し透析液を作製することが求められる．

本稿では，安全に透析用水を作製・供給するための水処理システムの基礎と最近の動向について解説する．

❶ 水処理システムの基本構成とその目的

水処理システムの中核をなす逆浸透（RO）装置の基本構成を図1に示す．

1．原水加温システム

最終的にRO膜で処理する際に，水温が低いと膜透過率が上がらないため，一定の透過水回収率維持をはかるために原水を加温する．通常，25℃付近になるよう調整される．加温によりシリカの溶解許容濃度が高まり，RO膜へのシリカスケール付着を防止できる．また，活性炭での触媒作用が向上し，残留塩素の除去効率が向上する．

2．プレフィルタ

原水中に含まれる粗いゴミの除去を目的として設置される．通常，孔径5〜25 μmの深層濾過フィルタ（糸巻きタイプ）を使用する．

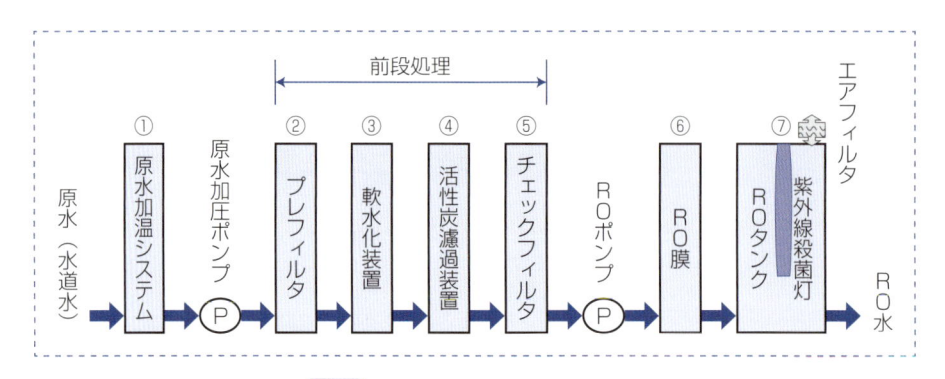

図1 水処理システムの基本構成

3. 軟水化装置

　原水中に存在している硬度成分の除去を目的として設置される．陽イオンの種類により選択性が異なり，原子価が高いものほどよく吸着される〔ナトリウムイオン（Na^+）＜カルシウムイオン（Ca^{2+}）＜アルミニウムイオン（Al^{3+}）〕．同一の原子価の場合，原子番号の大きいものほどよく吸着される．

　陽イオン交換樹脂は高濃度の塩化ナトリウム（NaCl）を用いて再置換を行うことで，繰り返し使用することが可能である．一方，硬度成分以外の捕捉イオン（鉄・重金属など）は再置換できず蓄積されたままの状態となり，除去能の低下を招く．また，細菌の細胞表面は，通常の条件化（pH中性）ではカルボキシル基やリン酸基の解離などにより負に帯電しており，陽イオン交換樹脂に吸着されやすいので，細菌汚染に注意する必要がある．加えて，陽イオン交換樹脂は原水中の残留塩素により酸化分解を起こすため，定期的な交換（2～3年に1回）が必要である．

　定期的に硬度指示薬にて硬度成分のリークがないか，確認が必要である．

4. 活性炭濾過装置

　活性炭は，原水中に存在する残留塩素を触媒作用により塩素イオンまで分解（分解過程で一部吸着）することに加え，有機不純物を吸着除去することを目的に設置される．

　分解反応は，遊離塩素の場合には（$2Cl_2+2H_2O \rightarrow 2HClO+2HCl$, $2HClO+C^* \rightarrow 2HCl+CO_2$）→（$2Cl_2+2H_2O+C^* \rightarrow 4HCl+CO_2$）となり，結合塩素の場合には$NH_2Cl+H_2O+C^* \rightarrow NH_3+H^++Cl^-+CO^*$と$2NH_2Cl+CO^* \rightarrow N_2+C^*+2H+2Cl^-+H_2O$が同時進行する（*は活性状態を表す）[1]．結合塩素は電気陰性度の高い窒素（N）原子に引きつけられ，化学的に安定しており反応がきわめて緩慢なため，通常の用いられ方では分解が不十分であり，二次側にリークしやすい．RO膜での除去効率も悪いため，活性炭筒を2段直列で設置するなどの対策を施すことが望ましい．活性炭濾過装置通過後は，残留塩素が除去されているため，とくに細菌汚染に注意が必要である．活性炭は，RO膜でも除去することが困難な微小な有機不純物を吸着に

より除去することも可能であり，親水性が低く溶解度の小さな物質ほどよく吸着される[2]．

定期的にジエチル-p-フェニレンジアミン（DPD）法にヨウ化カリウムを組み合わせた方法などで総残留塩素のリークがないか，確認が必要である．

5. チェックフィルタ

粉砕された軟水樹脂・活性炭粒子などを除去することを目的に設置される．通常，孔径は5～10μm程度のものを選択する．

6. 逆浸透モジュール（RO膜）

高い分離能を有する膜で，前処理水（一次）側から加圧することで，原水中の有機・無機不純物，溶解塩類（イオン類）のほとんどを除去することが可能である[3]（表）．素材には芳香族ポリアミド膜や合成複合膜などが用いられ，スパイラル形状をしたものが多い．芳香族ポリアミド膜や合成複合膜は塩素に対して弱いため，前

表 各工程における物質除去

	プレフィルタ	軟水化装置	活性炭濾過装置	RO膜	UF膜
アルミニウム	×	○	×	○	×
銅	×	×	×	○	×
フッ素イオン	×	×	×	○	×
硝酸性窒素	×	×	×	○	×
硫酸イオン	×	×	×	○	×
亜鉛	×	○	×	○	×
カルシウム	×	○	×	○	×
マグネシウム	×	○	×	○	×
カリウム	×	×	×	○	×
ナトリウム	×	×	×	○	×
ヒ素	×	×	×	○	×
バリウム	×	○	×	○	×
カドミウム	×	○	×	○	×
クロム	×	×	×	○	×
鉛	×	×	×	○	×
水銀	×	×	×	○	×
セレン	×	×	×	○	×
マンガン	△	×	△	○	△
鉄	△	△	△	○	△
クロラミン	×	×	△	△	×
遊離塩素	×	×	○	○	×
パイロジェン	×	×	△	○	○
細菌	×	×	×	○	○
微粒子	△	×	×	○	○
トリハロメタン	×	×	△	△	×

○：除去可能，△：一部除去可能，×：除去不可能
UF：限外濾過

述した活性炭濾過装置の管理が重要である．

　透過水の回収率（％）（透過水量/原水供給水量）は通常 50 〜 75％程度に設定されている．回収率を高く設定した場合，一次側水中の溶存成分である有機不純物やシリカなどの物質が膜表面で濃縮し，水質悪化を招くおそれがあるので注意が必要である．RO 膜に流入する水の温度が 1℃上昇するごとに透過水量は約 2 〜 4％上昇し回収率が上がるが[4]，その分，水質は悪化する．

7. RO タンク

　RO 膜で処理された処理水を一時貯留し，瞬時的な透析用水需要増大時などのバッファーとしての役割を目的として設置されている．

　RO タンク内には，細菌増殖を抑制するため紫外線殺菌灯が設置されているが，水中での減衰が大きく，壁面まで作用しないケースがあるため汚染に注意が必要である[5]．汚染防止のため，非稼働時は RO タンク内を空に（抜水）した状態で紫外線殺菌灯が点灯するようプログラムされた装置が多い．紫外線殺菌灯は使用とともにその波長が延長してくるため，使用 8,000 時間以内での交換が必要である．

　また，RO タンクには，RO 水の液面変動に対応するためにエアフィルタが装着されている．孔径は細菌を除去できるサイズのものが主流であるが，RO タンク内の液面低下による陰圧は非常に強く，外気を大量に吸い込む．そのため，細菌より小さなサイズの微粒子・有機不純物などは容易にエアフィルタを通過して RO 膜処理後の透析用水に混入するため，RO 装置の設置環境にも配慮が必要である．

❷ 水処理システムの最近の動向

1. RO 膜・RO タンクにみられる汚染・安全対策

　RO 膜処理工程は RO 装置の心臓部であり，メーカーごとにさまざまな工夫が施されている．RO 膜の透過水パイプを延長した O リングレス化構造による RO 膜一次側停留水からの汚染防止，RO 膜表面の高流速フラッシング，ブラインシール取り付け位置の変更や穴開き構造などによるシール部停滞水防止，濃縮水リターン量増加による洗浄効果が得られるシステムなどがある．さらに後述の NF・LRO 膜により処理された後の RO 膜処理時濃縮水を原水へ回収するなど，RO 膜への負担軽減による水質の向上，総回収率 up によるコスト削減などを目的としたシステムが主流となりつつある．また，RO 膜に水を送り出す高圧ポンプは低圧・インバータ制御のものを採用することにより，水質向上・騒音縮小・省エネルギー・RO 膜の長寿命化がはかられている．RO タンク内壁面の汚染防止には，RO タンクの形状や内面コーティングなどに工夫が施され，RO タンクを搭載しないタイプの RO 装置も市販されている．

　その他の安全対策として，自己診断機能の充実や，透析治療中にいずれかの送液ポンプが停止した際に他のポンプでバックアップを行うシステムを搭載した装置もある．

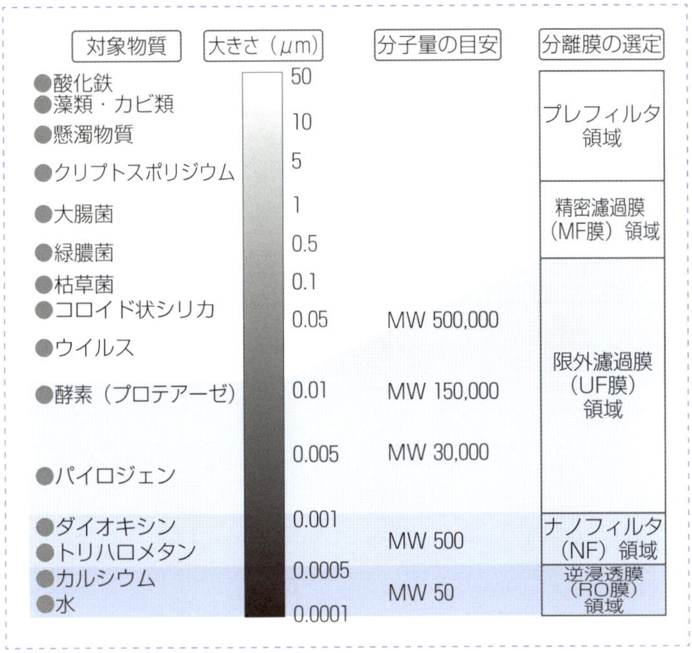

対象物質	大きさ (μm)	分子量の目安	分離膜の選定
●酸化鉄	50		プレフィルタ領域
●藻類・カビ類	10		
●懸濁物質	5		
●クリプトスポリジウム	1		精密濾過膜 (MF膜) 領域
●大腸菌	0.5		
●緑膿菌	0.1		
●枯草菌	0.05	MW 500,000	限外濾過膜 (UF膜) 領域
●コロイド状シリカ			
●ウイルス	0.01	MW 150,000	
●酵素（プロテアーゼ）	0.005	MW 30,000	
●パイロジェン			
●ダイオキシン	0.001	MW 500	ナノフィルタ (NF) 領域
●トリハロメタン	0.0005		逆浸透膜 (RO膜) 領域
●カルシウム		MW 50	
●水	0.0001		

図2 分離膜の種類と除去可能な物質

　RO膜出口以降の透析用水ラインをごく低濃度の薬液にて翌朝まで自動封入するシステムや，熱水によるRO装置の部分消毒なども注目されている．一方，RO膜を洗浄消毒できるシステムを搭載した装置が主流となりつつあるが，RO膜の洗浄消毒は，生物学的汚染に対しては有効であると考えられるかたわら，薬液により膜劣化・膜孔径の拡大が起こることも懸念される．RO膜の本来の目的は，生物学的汚染のみならず，原水由来の化学的汚染物質を除去することにあり，生物学的汚染データのみで洗浄消毒の効果を評価することは避けるべきである[6]．

2．水処理関連周辺機器による汚染・安全対策

　標準仕様のRO装置に他のシステムを組み込むことでさらなる汚染・安全対策を施す取り組みがみられ，RO膜へのイオン・スケール付着防止に加え，RO膜の劣化防止をはかることができるハイドロトリーター（電子場水処理装置）[7]やRO膜・配管内のスケール除去に寄与する水処理装置エルセ（流動電解処理器）[7]，官能基の飽和による水質変動を防止でき，通電により細菌増殖を抑制する電気イオン脱塩（EDI）システム[8]，強力な酸化分解反応により有機物を分解し，細菌を死滅させる光触媒システム[9]などがある．また，限外濾過（UF）膜よりも小さな分画まで除去可能なナノフィルタ（NF）・ルーズRO（LRO）膜をRO膜前に設置し，RO膜の負担抑制と水質向上を可能とした装置なども市販されている[10]（図2）．

3. 透析用水に機能を付加する新たな試み

水素ガスが酸化ストレスを軽減することに着目し，水を電気分解することにより陰極側で生成される高濃度の溶存水素を含む電解水素水を製造する電解還元水生成装置をRO装置に組み込むことで，炎症・酸化ストレスの抑制作用などがあることが報告されている[11]．このような機能水の利用は，今後，さらなる発展をみるものと思われる．

おわりに

安全に透析用水を作製・供給するための水処理システムの基礎と最近の動向について解説した．水処理システムはより使いやすく，より安全なものへと日々進化を遂げている．安全に透析用水を供給するためには，使用者が水処理システムの原理・操作を理解し，それの維持・管理をしていくことが肝要である．

文　献

1) Komorita, J. D.：活性炭によるモノクロラミン除去．水道協会雑誌　1985；54(11)：98-100
2) 佐野博之，楢村友隆，井出孝夫，他：繊維状活性炭フィルタに求められる性能．腎と透析　2010；69(別冊HDF療法'10)：225-229
3) 中村藤夫：水処理装置—プレフィルタ．臨牀透析　2007；23：963-970
4) 芝本　隆：透析用水製造装置の原理と運用・管理について．日本臨床工学技士会透析液等WG編：透析液安全管理マニュアル．2010，93-108，先端医学社，東京
5) 楢村友隆，佐藤和弘，井出孝夫，他：蛍光染色法を用いたRO水製造工程中に存在する細菌の迅速評価．透析会誌　2007；40：1051-1056
6) 楢村友隆，九木田康司，井出孝夫，他：TOC（全有機体炭素）測定による水質管理の有用性．腎と透析　2005；59(別冊HDF療法'05)：180-182
7) 内野順司：水処理装置—その他．臨牀透析編集委員会編：血液浄化機器 2007．2007，211-214，日本メディカルセンター，東京
8) 塚尾　浩，小川貴康，門屋昭彦，他：電気イオン脱塩（EDI）装置の細菌除去能と処理水における細菌増殖抑制．腎と透析　2008；65(別冊HDF療法'08)：156-159
9) 船木威徳，佐中　孜：光触媒による清浄化透析液が血液透析患者の貧血に与える影響の考察．腎と透析　2005；59(別冊HDF療法'05)：154-157
10) 三浦　明，深澤　篤，木村早苗，他：Nano膜を用いた水処理システムにおける透析液清浄化へのアプローチ．腎と透析　2008；65(別冊HDF療法'08)：121-124
11) Nakayama, M., Nakano, H., Hamada, H., et al.：A novel bioactive haemodialysis system using dissolved dihydrogen (H_2) produced by water electrolysis：a clinical trial. Nephrol. Dial. Transplant. 2010；25：3026-3033

※その他，各社RO装置のカタログを参照した．

（楢村　友隆／井出　孝夫）

〔初出：臨牀透析　vol.27　no.13　2011〕

透析液の安全管理

11 透析液作製供給装置とライン管理

Key words エンドトキシン，バリデーション，バイオフィルム，ETRF，熱水消毒

はじめに

　透析液清浄化の重要性を認識する先駆けとなった国際基準として，2004年にANSI/AAMI RD52[1]の透析液水質の推奨指針が提唱された後，ISOの基準案が協議されるようになった[2]．現在，透析液の水質に関するISOの基準では，11663[3]（透析液品質基準），13958[4]（透析原液），13959[5]（透析用水），26722[6]（透析用水浄化システム）が2009年4月に発行されて，施設での水質モニタリング基準の23500[7]が2011年4月に成立している．わが国においても，日本透析医学会を中心にISO基準に合致した水質基準の改訂が行われている[8]．また，日本臨床工学技士会では，透析液の安全性の担保と最低限の遵守事項を基本とする透析液清浄化ガイドラインを策定し，わが国の透析療法の技術と実情において随時更新されている[9]．このような動向において，2010年1月にオンラインHDF/HF治療装置が認可され，本邦においてオンラインHDFが血液浄化療法の新たな治療モードとして普及するに至った．

　さらに同年4月より透析液水質確保加算が認められ，2012年4月には「人工腎臓2 慢性維持透析濾過（複雑なもの）」として薬価収載されるとともに「水質確保加算2」の申請要件が付与された．水質確保加算の施設基準には医療機器安全管理体制の管理下における透析機器安全管理委員会の設置が必要であり，透析液の清浄度は透析装置の保守管理の結果を反映し，関連する機器や装置の安全管理体制の一環と考えられる．臨床の現場で水質管理を担っている臨床工学技士は，その専門知識を有する安全管理者として果たす役割が重要視されている．

　本稿では，水質管理の要となる透析液作製供給装置とライン管理の実際について解説する．

❶ バリデーション概念と透析液作製供給システムの構築

　透析液は約4時間の透析治療により120 L以上をリアルタイムに使用している．

使用に際しては濃縮された透析液原液と透析用水を専用装置で希釈し，最終調整されて供給されている．つまり，透析施設は透析液製造所としての側面をもち，最終的な透析液の品質について責任を有する[8]．現在は，オンラインHDFや内部濾過促進型ダイアライザの普及により添付文書や各関連学会より管理目標が設けられているが，供給に至るまでのシステムやハードウェアの規定までは設けられていない．透析液の清浄度を維持または保証する場合，医薬品製造ラインの品質管理に基づいたバリデーションを参考にした管理システムを導入する．バリデーションとは，「システムの適合性と製品の品質の保証」という概念であり，医薬品の製造や品質管理に必要な設備や手順および工程が，期待される結果を与えることを検証し，それによって得られる製品の品質を担保することであり，医薬・製薬業界では必要不可欠なものとなっている．

透析液製造におけるバリデーションの概念としては，目標とする透析液の水質基準を定め，それを実現させるための情報を入手し，システムデザインを設計する．装置の設置においては仕様どおりの設備が運転可能な状態であることを検証する．運転時においては目的とする性能を満たし，システムが安定的に機能していることを確認する．このように一連のプロセスが確立されることが必要であり，従来の透析治療における日常的な水質管理や測定頻度の規定は，バリデーションの一部をカバーするにすぎない．今後の透析液供給ライン管理の新たな概念として，施設ごとにバリデーション管理マニュアルを構築することが必要である．

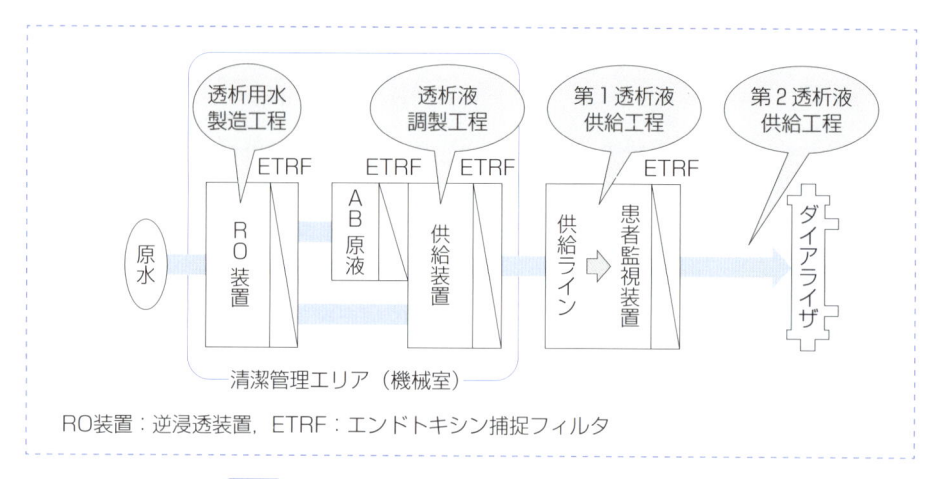

図1　透析液作製供給ラインのシステムデザイン

RO装置：逆浸透装置，ETRF：エンドトキシン捕捉フィルタ

・各工程では二次汚染を発生させてはならない
・透析用水製造工程の二次汚染もゼロにすることが管理目標
・各工程の維持には適切な洗浄消毒が不可欠
・機械室を清潔管理エリアとしゾーニングにより微生物汚染を抑制する．さらに，AB原液と供給装置をクリーンブースにより分離することが望ましい．

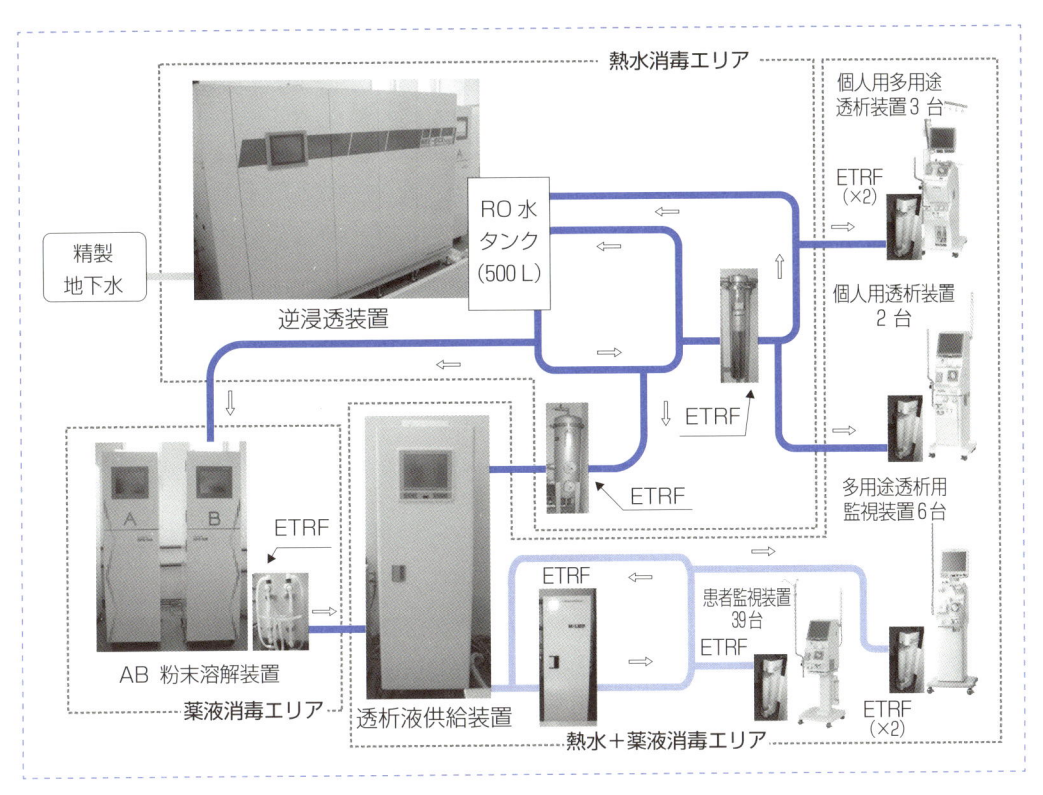

図2 透析液調製供給システムのフロー図

　図1に透析液作製供給ラインにおけるシステムデザインの例を示す．十分な安全係数を有するシステムデザインの構築と，システムデザインが要求する性能規格を満たすハードウェアを設置することにより透析液の水質が担保される．管理上の注意点として各工程の二次汚染を発生させてはならないことが重要であり，各工程の水質維持には適切な洗浄消毒による担保が必要不可欠である．もしETRF（エンドトキシン捕捉フィルタ）以降のラインにエンドトキシン（ET）や細菌が検出された場合（想定外汚染）は，システムの問題や洗浄消毒が不適切であることを認識し早急に対応しなければならない．

　図2に当施設の透析液調製供給システムのフロー図を示す．新築移転した際に図1のシステムデザインを基本に構築した．透析用水（RO水），AB粉末溶解装置，透析液供給装置，透析液配管ライン，患者監視装置，個人用透析装置の各エリアにETRFを設置し，図3に示す洗浄消毒工程の実施と生菌・ETのモニタリングを行っている．

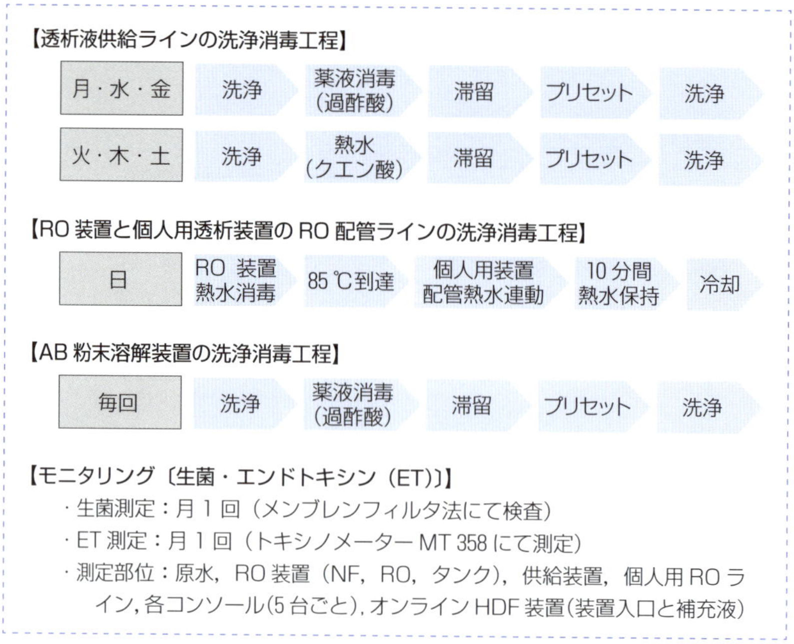

【透析液供給ラインの洗浄消毒工程】

月・水・金 → 洗浄 → 薬液消毒（過酢酸）→ 滞留 → プリセット → 洗浄

火・木・土 → 洗浄 → 熱水（クエン酸）→ 滞留 → プリセット → 洗浄

【RO装置と個人用透析装置のRO配管ラインの洗浄消毒工程】

日 → RO装置熱水消毒 → 85℃到達 → 個人用装置配管熱水連動 → 10分間熱水保持 → 冷却

【AB粉末溶解装置の洗浄消毒工程】

毎回 → 洗浄 → 薬液消毒（過酢酸）→ 滞留 → プリセット → 洗浄

【モニタリング〔生菌・エンドトキシン（ET）〕】
・生菌測定：月1回（メンブレンフィルタ法にて検査）
・ET測定：月1回（トキシノメーター MT 358 にて測定）
・測定部位：原水，RO装置（NF，RO，タンク），供給装置，個人用ROライン，各コンソール(5台ごと)，オンラインHDF装置(装置入口と補充液)

図3 透析液作製供給システムの消毒とモニタリング

❷ 透析液水質管理の基本コンセプト

当施設における透析液調製供給システムの水質管理の基本コンセプトを紹介する．

1. できるだけ上流からの清浄化を構築する（バイオバーデンの低減）

当施設内の上水はすべて淡水化RO装置にて濾過された精製地下水を使用している．上流から清浄化された原水を供給することでバイオバーデン（負荷される細菌の種類と数）を最小限にし，RO装置以降の水質管理を安定化するメリットがある（地下水の使用にあたっては，水質の確認を水道法に定める水質検査計画に則り適切に検査し，水質基準を担保しなければならない）．

2. 透析液調製室（機械室）は常にクリーン性を保つ工夫をする

透析液調製室は透析液原液（または原末）を溶解する場所であり，透析液調製工程のなかでもっとも交差汚染が発生しやすい[10]．その原因は大気開放状態における空中浮遊菌の混入と考えられている．当施設では空中浮遊菌に有効とされる空気清浄器を設置し，機械室を清潔管理区域としてスタッフの不必要な出入りを制限している（図4）．

3. RO装置から各供給エリアすべての洗浄消毒を可能とする

熱水消毒対応のRO装置と供給装置を信号連動させることにより，RO装置から

図4 透析液調製室（機械室）の空気清浄化

【空中浮遊菌の測定（衝突法）】
採取場所にエアーサンプラーを設置し約10分間（1,000 L）のエアーを吸引し、培地に接触した細菌数を測定する．

浮遊生菌数（*Micrococcus* sp.）
透析液調製室 …… 8 個
透析室 …………… 37 個
リハビリ室 ……… 70 個

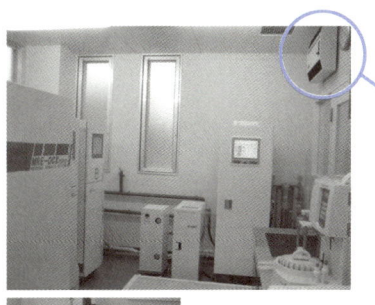

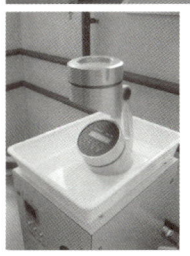

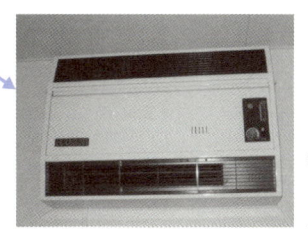

ハイビガー® WH-9400（タイセイエンター社製）

エアーサンプラー MAS-100®（メルク社製）

末端コンソールのラインおよび個人用透析装置に未消毒部位（例：枝配管）を作らない構造にした．

4. ETRFは管理エリアに想定外汚染が生じた場合の水質を担保する装備と考える

前述したように，基本概念としてETRF以降の二次汚染は発生させてはならない．装置のメンテナンスなどで発生する汚染は想定内汚染であり，一時的にETRFによる水質担保が必要になることがあるが，適切な消毒管理により速やかに復元する．

5. 薬液消毒のみではなく，熱水消毒を併用したシステムを構築する

薬液消毒は，接触している表面だけに有効であり，装置内の精密な流路（例：Oリング裏）には到達しにくい場合が考えられる．綿密に設計された配管システムでもミクロレベルのデッドスペースは存在し，薬液消毒のみでは長期的にバクテリア（バイオフィルム）フリーを維持することは困難と思われる．今後は熱水消毒と薬液消毒の併用により，デッドスペースフリーを実現することが望ましい．

6. カプラは使用後に洗浄する

カプラは透析液のエンドユースポイントであり，もっとも汚染に注意しなければならない．最近では各メーカーより汚染対策カプラが市販されているが，外部までを清浄化できるカプラは存在しない．カプラを使用する際には透析液の外周への付着が避けられないため，細菌汚染の原因となりやすく，一度使用すれば不潔になったと認識すべきである．当施設では，毎回の使用後に弱酸性次亜塩素酸水にてカプ

ラ内外のスプレー洗浄を実施し，週3回の熱水消毒で汚染を抑制している．

3 透析液濃度（組成）管理について

　本稿では透析液水質管理を中心に解説したが，透析液安全管理者の役割としては，透析液の濃度管理も重要である．本邦の主体となるセントラル透析液供給システムは，希釈調製されてダイアライザに到達するまでの時間と距離がシステム的に長くなり，コンソールの稼働状況によって供給量が変化することが避けられない．そのため個人用透析装置に比較して透析液の組成変化を生じやすい．各施設において状況を把握して対応する必要があると考える[11]．

おわりに

　水質管理の要となる透析液作製供給装置とライン管理の実際について解説した．臨床の現場で実際に水質管理を担っている臨床工学技士は，透析液製造工程の安全管理者であることを認識し，専門知識の履修と情報収集に努めて，透析液安全管理業務に反映することが重要である．

文　献

1) Association for the Advancement of Medical Instrumentation：American National Standard, Dialysate for Hemodiaiysis. ANSI/AAMI RD52. 2005, VA：AAMI, Arlington
2) ISO/CD 23500：Fluids for haemodialysis and related therapies. 2005
3) ISO 11663：Quality of dialysis fluid for hemodialysis and related therapies. (First edition 2009-04-15)
4) ISO 13958：Concentrates for haemodialysis and related therapies. (Second edition 2009-04-15)
5) ISO 13959：Water for haemodialysis and related therapies. (Second edition 2009-04-15)
6) ISO 26722：Water treatment equipment for haemodialysis applications and related therapies. (First edition 2009-04-15)
7) ISO 23500：Guidance for the preparation and quality management of fluids for haemodialysis and related therapies. (First edition 2011-05-15)
8) 秋葉　隆，川西秀樹，峰島三千男，他：透析液水質基準と血液浄化器性能評価基準2008．透析会誌　2008；41：159-167
9) 日本臨床工学技士会事業部：透析液等WG：透析液清浄化ガイドライン Ver1.07．2010
10) 松尾賢三，松山玲子：バイオフィルムの制御について．透析液清浄化に向けて．2010, 108-116, 医薬ジャーナル社，東京
11) 小野信行，松山和弘，友　雅司：CDDSにおける透析液組成の問題点．腎と透析　2011；70(別冊HDF療法'11)：20-22

（小野　信行）

〔初出：臨牀透析　vol.28　no.1　2012〕

透析液の安全管理

12 微粒子除去フィルタ
——エンドトキシン捕捉フィルタについて

Key words ETRF，分画，LRV

はじめに

透析液の清浄化を担保するためには，エンドトキシン捕捉フィルタ（endotoxin retentive filter；ETRF）は必要不可欠なアイテムである．一方でETRFは逆にそれ自体汚染源にもなりうるので，適正に管理することが求められている．本稿では，血液透析装置に設置するETRFの特徴，取り扱い，性能試験について概説する．

❶ ETRFの特徴

各メーカーより販売されている透析装置用ETRFの仕様一覧を表に示す．

ETRFの必要条件は，高い透水性があり，耐薬品性・耐久性に優れ，そして高いエンドトキシン（ET）や細菌の阻止性能を有することである．また最近では，熱水消毒を行っている施設も多くなってきており，耐熱性も求められている．

ETはグラム陰性菌の細胞壁外膜に存在するリポ多糖体の総称である．通常はミセル構造を形成しており，分子量が百万Da以上のものも存在する．各ETRFの分画分子量は6,000〜75,000 Da程度であり，十分除去できるサイズである．しかし，ETの最小フラグメントは数千Da程度の分子量のものが存在し，ETRFを通過することが危惧されている．そのうえETRFは通常リユースされるので，透析後に行われる洗浄消毒により，物理的な膜素材の劣化が起こることを念頭におく必要がある．洗浄消毒剤の影響は膜素材だけではなく，ETRFの中空糸接着部に使用されるポッティング剤のポリウレタンを劣化させることが報告されている[1,2]．

各社それぞれの試験方法の相違により，その分画分子量の値のみで，小さいほど優れているとは一概にはいえない．それにETは疎水結合により吸着される特性をもつので，疎水度の強さも優劣の判断材料となる．ダイアライザのように親水化剤として使用されるポリビニルピロリドン（PVP）を使用しているETRFは洗浄消毒剤の影響でPVPが溶出してしまい，孔径が拡大することで性能を維持できない．

表 透析装置用ETRFの仕様

メーカー	ニプロ（株）	日機装（株）	東レ・メディカル（株）	（株）ジェイ・エム・エス
商品名	CF-609N	カットール EF-01・EF-02	TET-1.0	JP-80
膜材質	PES（疎水性）	PEPA（疎水性）	PS	PES（疎水性）
膜面積（m^2）	0.6	1.0	1.0	0.8
膜厚（μm）	150	50	40	65
中空糸内径（μm）	500	210	200	210
分画分子量（Da）	6,000	30,000	30,000	75,000
推奨交換時期	条件による 3カ月 もしくは6カ月	750時間 または150透析	3カ月	6カ月（GC-110N オンラインHDF 機能使用時）
推奨消毒液/方法	次亜塩素酸ナトリウム 1,000 ppm以下1時間以内 貯留300 ppm以下 6〜24時間まで 酢酸2%以下 1時間以内 過酢酸（ダイアステイル） シングルパス200 ppm以下， 貯留100 ppm以下 熱水のみ 70〜86℃ 熱水＋ヘモクリーンC （2%）70〜86℃	次亜塩素酸ナトリウム 0.4%以下 酢酸2%以下 熱水クエン酸2 W/V%以下 （熱水仕様のみ） 熱水（熱水仕様のみ）	次亜塩素酸ナトリウム 0.02〜0.1%以下 洗浄時間20〜60分 酢酸1%以下 洗浄時間20〜60分 過酢酸（クリネード- 502）0.01〜0.04% 洗浄時間20〜60分	次亜塩素酸ナトリウム 0.2〜0.05%以下 消毒時間30〜60分， 貯留時間0〜30分 ＊夜間貯留24時間以下 （50 ppm以下） 実施頻度：毎日 酢酸0.5〜1.0%以下 洗浄時間30〜60分， 貯留時間30〜60分 実施頻度：週2回以上

さらに水性であるがゆえ，ETの吸着能が低いことも懸念される．

② ETRFの管理

　ETRFはダイアライザ直前に設置するのが一般的である．設置にあたってデッドスペースが存在しないよう，注意が必要である．濾過方法は，全濾過方式または部分濾過方式がある（図1）．汚染防止のためには部分濾過方式が望ましいが，装置の改造を行う必要があり（除水ポンプに接続するため，洗浄中に陰圧がかかってしまう装置もある），全濾過を採用することがある．濾過については順濾過（膜の内から外側への濾過）と逆濾過（膜の外から内側への濾過）があるが，各メーカーのETRFによって構造の違い（外側にも緻密層を設けているETRFも存在する）があるため，どちらを選択すべきか検討を加えなければならない．しかしながら最近ではフラッシング機能を搭載した血液透析装置が多くなってきており，血液透析装置

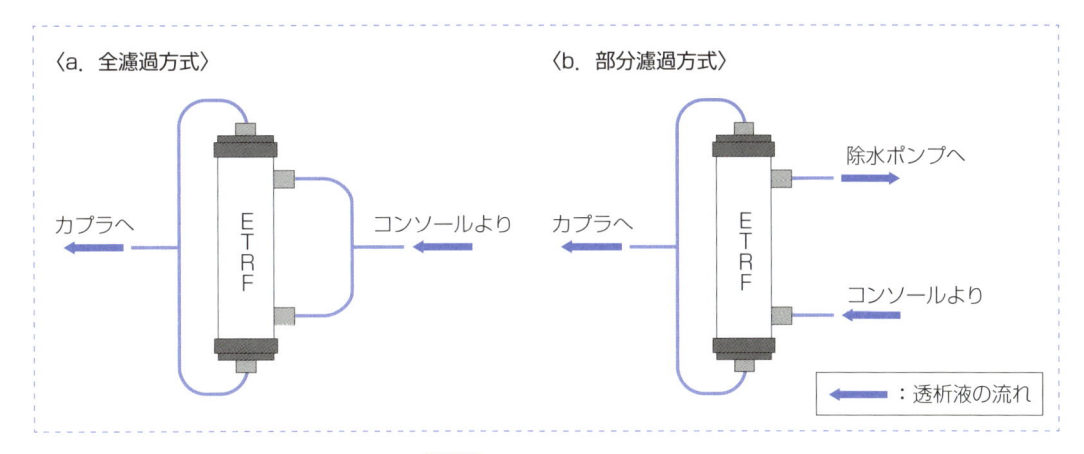

図1 ETRFの濾過方式

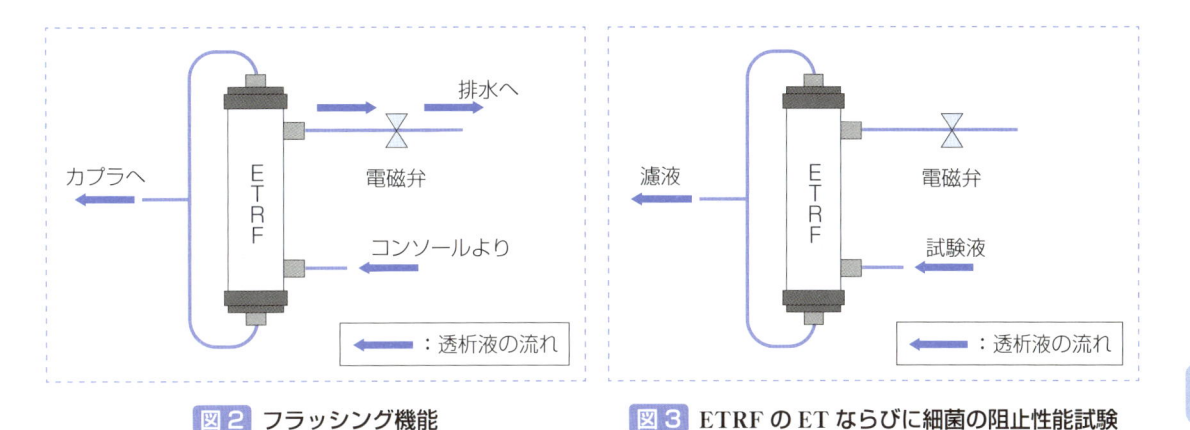

〈a. 全濾過方式〉 カプラへ ← ETRF ← コンソールより

〈b. 部分濾過方式〉 カプラへ ← ETRF、除水ポンプへ、コンソールより
←：透析液の流れ

図2 フラッシング機能

カプラへ ← ETRF、排水へ（電磁弁）、コンソールより
←：透析液の流れ

図3 ETRFのETならびに細菌の阻止性能試験

濾液 ← ETRF、電磁弁、試験液
←：透析液の流れ

への取り付け方法が決まっているため，濾過方法の選択はできない場合もある．

　フラッシング機能の模式図を図2に示す．このフラッシング機能とは血液透析中は全濾過で，洗浄消毒工程中に電磁弁の切り替えにより，ETRF内に濃縮されたETや細菌などを自動的に洗い流し，膜性能を長期間維持するものである．また，血液透析装置のなかには自己診断によるETRFのリークチェック機能が搭載されたものがあり，日常の管理に適している．しかしながら，リークチェック機能のみでは孔径の拡大をモニタリングしていないので，自己診断で問題がなくても，不具合が生じている場合があり，各メーカーの推奨期間内に交換すべきである．本来，各施設で洗浄消毒方法や使用条件が異なるため，独自の交換時期を設定することが望ましい．

　洗浄消毒剤によっては界面活性剤が添加されているものがあり，ETRF内に残留することが懸念される．基本的に界面活性剤が含まれる洗浄消毒剤はETRFには使用不可とされている．また，除錆剤はETRFが装着されている場合は使用不可とされている．これらのような薬剤を使用する場合はETRF交換時と合わせるか，もしくはETRFに薬剤を通さないようにバイパスさせて実施するというような工夫が必

要となる．

❸ ETRF の性能試験

　ETRF の ET ならびに細菌の阻止能に関しては，日本医療器材工業会自主基準に準拠した阻止性能試験にて対数減少値（logarithmic reduction value；LRV）が算出される．阻止性能試験の概略を図 3 に示す．

　次の式にて阻止能を算出する．

　　LRV＝$\log_{10}$（試験液中の物質濃度 /ETRF 出口側の物質濃度）

　日本医療器材工業会では ET の LRV：4 以上，細菌の LRV：8 以上としている．

　なお，ET については，日本薬局方 ET 標準液またはその標準品で力価を検定した市販の ET 試験液を用いる．細菌については，試験菌は *Brevundimonas diminuta* ATCC 19146 または NBRC 14213 とする[3], [URL1]．

　LRV を用いた試験では試験液中の物質濃度の違いにより，LRV の値が変化するので，数値のみで ETRF の評価をするのは困難である．

　一方で，これらの試薬や試験菌を用い性能試験を透析施設で行うことは難しく，ETRF を長期に使用した場合の評価が確立されていない．洗浄消毒方法が各施設で異なるため，施設でチャレンジし，データを蓄積していくことが望まれる．

おわりに

　清浄化がなされていない血液透析装置に ETRF を設置するだけで簡単に清浄化されていると考えるのは危険である．洗浄消毒方法などシステム全体を管理し，清浄化された透析液を供給してなお，保険的に ETRF を使用するということが ETRF 本来の使用方法である．

文　献

1) 栖村友隆，牧尾健司，井出孝雄：ETRF 構成材料の劣化からみた寿命と交換時期．腎と透析　2010；69（別冊 HDF 療法 '10）：75-79
2) 中下清文，大木美幸，甲斐敦子，他：当院におけるエンドトキシン捕捉フィルター（Endotoxin retentive filter：ETRF）交換時期の検討．腎と透析　2010；69（別冊 HDF 療法 '10）：174-177
3) 井越忠彰，今井正巳，大西　亨，他：エンドトキシン捕捉フィルター（ETRF）の評価と問題点．腎と透析　2010；69（別冊 HDF 療法 '10）：80-82

参考 URL（2013 年 4 月現在）

1) 日本医療器材工業会：エンドトキシン捕捉フィルター（Endotoxin retentive filter：ETRF）のエンドトキシンおよび細菌阻止性能試験方法に関する日本医療器材工業会自主基準について．http://www.jmed.jp/jp/app/info/detail/id/110/

（荒川　昌洋／石橋　　翼／稲田　卓矢／小林　　宏／藤原　功一／田仲　紀陽）

〔初出：臨牀透析　vol.28　no.2　2012〕

透析液の安全管理

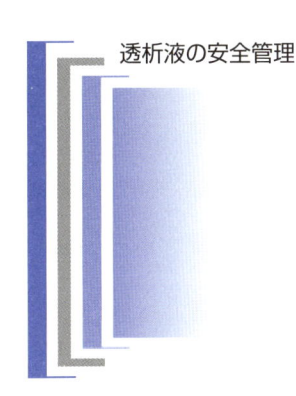

13 洗浄消毒薬

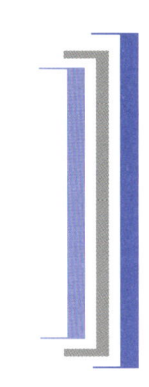

Key words 塩素系洗浄消毒薬，過酢酸系洗浄消毒薬，洗浄，消毒，透析液清浄化技術

はじめに

透析液清浄化の効果として，透析液中のサイトカイン誘導物質を排除し，貧血，長期透析合併症やMIA（malnutrition, inflammation, atherosclerosis）症候群などの発症回避や改善に寄与[1),2)]する．そこで日頃より透析液ラインの十分な洗浄・消毒を行わなければ汚染が進み，放置すれば有機物を栄養に微生物が増殖し，結果として生菌数やエンドトキシン（ET）値の上昇，バイオフィルム（BF）の形成[3)]を認めることとなるために，適切な透析液清浄化技術が求められる．

本稿では，透析液ライン管理を適切に保つための重要な役割の一つである洗浄消毒薬について概説する．

❶ 洗浄消毒薬の必要性と要件

近年の透析治療におけるダイアライザの主流であるハイパフォーマンスメンブレンの使用は，β_2-マイクログロブリンなどの低分子蛋白除去のため，透析装置配管内に蛋白質や糖，脂質などの有機物の汚れが堆積する現象が起きる．それらを抑制するために，日頃から適切に管理されるべき洗浄消毒薬の役割を理解することは重要である．

1．洗浄消毒薬とは

洗浄は，対象物からあらゆる異物（汚染・有機物など）を除去すること（表面に付着した汚れを洗い，すすぐなどして除去する工程）であり，洗浄なくして滅菌・消毒は完全には行えない．消毒は，対象から細菌芽胞を除くすべて，または多数の病原微生物を除去することであり，必ずしも微生物をすべて殺滅するものではない．よって，透析液清浄化における洗浄消毒薬はライン内に付着した有機物や汚れを十分に取り除く（洗浄する）ことが可能で，微生物を減少または増殖抑制する（消毒する）効果をもつことが求められる．

2. 洗浄消毒薬の要件

透析液の清浄化をはかるうえで生菌数やET値のみならず，近年ではBF制御をいかに行うか[4]が重要視されている．日常管理において生菌やETが未検出にもかかわらずBFが存在していると，ある時点で突然大量の微生物が透析液中に現れる可能性[5]も否定できない．よって，透析液の水質管理を行うにあたり，透析液製造工程や施設環境に合わせた洗浄消毒方法・効果を実務的に検証し，適切に行うためには洗浄消毒薬は必要不可欠である．その要件として，①除菌効果が高い，②有機物や微生物などの洗浄効果が十分である，③炭酸カルシウム除去効果が高い，④装置部材へ腐食や劣化などの影響が少ない，⑤化学的安定性が高い，⑥易水洗性である，⑦排水時の環境に配慮，⑧安価であることが求められる．

❷ 洗浄消毒薬の種類

近年，透析用配管および機器に用いることを目的に開発・使用されている洗浄消毒薬は，塩素系および過酢酸系の2種類に大別され，数多く販売されている[6]．適切な管理を行うためには透析システムの把握のみならず，使用する洗浄消毒薬の特徴を理解して種類や濃度，さらには頻度などを検証して適切に設定することが重要である．

1. 塩素系洗浄消毒薬（表1）

次亜塩素酸ナトリウムは安価で消毒効果が高いことから，従来から水道水の消毒，家庭用の除菌・漂白剤として幅広く使用されているとともに，透析装置の洗浄消毒薬としても用いられている．近年では，次亜塩素酸ナトリウムやイソシアヌル酸などはほかの洗浄力要素との組み合わせが容易なことから，界面活性剤や防錆剤，金属イオン封鎖剤（キレート剤）などを配合させ，次亜塩素酸ナトリウムの配管内炭酸カルシウム付着などの弱点を軽減することを目的に，洗浄効果を高めた透析装置専用の洗浄消毒薬が用いられている．

1）主成分の特徴

a．次亜塩素酸ナトリウム

多くの洗浄消毒薬の主成分の基本となる次亜塩素酸ナトリウムは，一般に濃度5〜12％，pH 12.5〜13.5の強アルカリ域にある次亜塩素酸イオンとして存在する溶液であり，紫外線や温度により自己分解が促進されるため，冷暗所での保管が必要である．作用機序として，細菌などの有機物に接触するとナトリウムと酸素に分解され，その際に強酸化作用が発生する．

$$2NaOH + Cl_2 \Rightarrow NaOCl + NaCl + H_2O$$

グラム陰性菌，真菌，ウイルス，一部の芽胞などを死滅させるが，有機物による失活がきわめて大きいとされている．

表1 塩素系洗浄消毒薬一覧

商品名 (メーカー名)	塩素系薬剤	濃度	pH	希釈倍率 (推奨倍率)	その他 添加剤など
ピューラックス (オーヤラックス)	次亜塩素酸ナトリウム	6.0%	—	60～75倍	
ヒシクリンS (クリーンケミカル)	次亜塩素酸ナトリウム	12.5%	12.5	60～75倍	塩化ナトリウム：2.8% 残留アルカリ：0.4%
QC-70 ST (アムテック)	次亜塩素酸ナトリウム	6.0%以上	約10.8 (100倍希釈)	夜間貯留方式：150～200倍(200倍) シングルパス方式：100倍以下	両性界面活性剤 エチレンジアミン四酢酸(EDTA) 解膠剤
ECO-200 (アムテック)	次亜塩素酸ナトリウム	6.0%以上	10.7±0.2 (100倍希釈)	夜間貯留方式：150～200倍 シングルパス方式：100倍以下	カルボン酸系金属キレート剤 苛性アルカリ 珪酸塩化合物
ダイラケミL (クリーンケミカル)	次亜塩素酸ナトリウム	約7.2%	11.37 (70倍希釈)	夜間貯留方式：140～200倍 シングルパス方式：70～140倍	陰イオン界面活性剤 非イオン陰イオン界面活性剤 金属イオン封鎖剤 金属腐食抑制剤 安定化剤
エキスパートD (ディースリー)	次亜塩素酸ナトリウム	6.5±0.3% (650 ppm)	12.5±0.5	100倍 (100倍)	洗浄助剤 リン酸ナトリウム塩 安定剤
ダイアクリーン (花王)	次亜塩素酸ナトリウム	6.0% (300 ppm)	—	70～200倍 (200倍)	キレート剤 防錆剤
クローリンVS (エー・エヌテック)	塩素化イソシアヌル酸化合物	有効塩素含有率64.48%	6.2	—	金属イオン封鎖剤 洗浄助剤 防錆剤(M.Nカルボン酸)
MG-60(顆粒球) (ディースリー)	塩素化イソシアヌル酸化合物	有効塩素含有率64.48%	6.8±0.02	標準濃度2%水溶液 (有効塩素濃度約12,500 ppm)	キレート剤(縮合リン特殊処理) 解膠剤(洗浄助剤) 防錆剤(M.Nカルボン酸)

(各社カタログより抜粋)

b. ジクロルイソシアヌル酸ナトリウム

ジクロルイソシアヌル酸ナトリウムは，次亜塩素酸ナトリウムとほぼ同等の殺菌作用を有し，化学的に安定した化合物に塩素を作用させて製造した白色，固体の塩素剤で，室温で保存可能である．有機物によって塩素系薬剤と同様に失活するが，次亜塩素酸ナトリウムと比べると水溶液中で全有効塩素量の50％しか遊離せずに，結合有効塩素を放出して平衡を保つために不活化されにくいとされる．

c. 強酸性電解水

強酸性電解水はpH 2.3～3.2で，消毒効果は0.1%次亜塩素酸ナトリウムとほぼ同等であるが，有機物の存在下で不活化されるため経時的な安定性が得られない．また，電解水生成時に発生する塩素ガスの毒性や金属腐食性にも留意が必要である．

表2 過酢酸系洗浄消毒薬一覧

商品名 （メーカー名）	酢酸 (CH_3COOH)	過酢酸 (CH_3COOOH)	過酸化水素 (H_2O_2)	希釈倍率 （推奨倍率）	pH	その他 添加剤など
キノーサンPA （クリーンケミカル）	約17%	1.0～1.2%	6.0%未満	夜間貯留方式： 50～70倍 シングルパス方式： 35～50倍	3.0 （50倍希釈）	安定化剤 水
クリネード-502 （東レ・メディカル）	28%	2.0%	5.0%	夜間貯留方式： 2,000～3,000倍 シングルパス方式： 60～100倍	2.0	非イオン界面活性剤（5.0%） ※60倍希釈を通水後， 2,000倍希釈を夜間貯留
Sanacide （アムテック）	16% (1,600 ppm)	1.9% (190 ppm)	6.0% (600 ppm)	夜間貯留方式： 75～150倍（100倍） シングルパス方式： 35～70倍（50倍）	1.1～1.4	無機過酸
Sanacide-NX （アムテック）	14%	1.2%	6.0%未満	夜間貯留方式： 100～120倍 シングルパス方式： 50～60倍	0.9	無機過酸
シュンマSK-1 （佐々木化学工業）	10.5% (1,500 ppm)	0.99% (141 ppm)	5.9% (843 ppm)	70～100倍 （70倍）	3.2	水
ステラケア （佐々木化学工業）	10.5%	0.99%	5.9%	70～120倍	2.0（原液） 3.2（100倍）	有機酸性化合物 水
ダイアステイル （ニプロ）	32% (1,060 ppm)	6.0% (200 ppm)	8.0% (260 ppm)	128 ppm	2.9	安定剤 水
DIALOX C-J （SEPPIC）	5.0% (1,000 ppm)	0.35% (70 ppm)	6.0%以下 (1,200 ppm)	夜間貯留方式： 40～50倍（50倍） シングルパス方式： 30～40倍	1.0～1.3	水
MINNCARE （ミンテック）	9.0% (600 ppm)	4.5% (300 ppm)	22% (1,467 ppm)	150～170倍 （150倍）	1.3	取扱い：医薬用外劇物 水
MINNCARE・ネオ （ミンテック）	15%	1.7%	6.0%未満	100倍	1.2（原液）	水
PAネオプラス （東和コーポレーション）	16%	1.5%	6.0%未満	夜間貯留方式： 100～150倍（150倍） シングルパス方式： 70～100倍	1.0～1.3	水
ヘモクリーン （ケイアールディジャパン）	17% (3,400 ppm)	1.5% (300 ppm)	5.95%以下 (1,160 ppm)	50倍	0.6～0.7 1.9（50倍）	安定化剤 水

（各社カタログより抜粋）

2）利点と欠点

塩素系洗浄消毒薬の利点として，① 広い抗菌スペクトルと速効性，② 適度な安定性と効果の持続性，③ 塩素イオンに還元されるために無毒化，④ 易水溶性，⑤

安価で使いやすいことがある．また，欠点としては，① 金属や合成樹脂などに対する強い腐食性，② 保管状況や期間による塩素濃度の著しい低下，③ 多量の有機物存在下での消毒効果減少，④ 酢酸系薬剤の混合に対する塩素ガス発生の危険性，⑤ 下水排出時の環境への影響が挙げられる．しかし，これらの留意点を十分に認識して使用すれば，長所を有効活用することが可能である[7]と考えられる．

2. 過酢酸系洗浄消毒薬（表2）

過酢酸系消毒薬は，低濃度，短時間で広範囲の微生物に対して殺菌・消毒効果を示すことから，食品工場の設備や容器，醸造，工業さらには医療機器に対して使用されている．ウイルスや一般に消毒薬が効きにくい結核菌や芽胞形成菌に対しても有効であり，アメリカでは環境保護局（EPA）に過酢酸製剤が登録されている．過酢酸，過酸化水素および酢酸の三つの成分が異なる作用を有し，各社で配合率が異なり，洗浄力を高めるためにキレート剤や有機酸性化合物を添加した製品が販売されており，その効果が認められている[8]．過酢酸で有機物接触での短時間殺菌効果，過酸化水素は長時間殺菌効果と有機物の剝離効果，酢酸は炭酸カルシウムの除去能を有する．

1）主成分の特徴

過酢酸系洗浄消毒薬は，過酢酸（CH_3COOOH）単体では存在せずに，酢酸（CH_3COOH）および過酸化水素（H_2O_2）の水溶液中で下記のとおりに平衡を保つ．作用機序としては強力な酸化力によって，蛋白変性や代謝酵素の不活化，細胞膜破壊により殺菌する．

$$CH_3COOH + H_2O_2 \Leftrightarrow CH_3COOOH + H_2O$$

過酢酸は酸素原子を放出し，殺菌効果を発揮した後に酢酸となる．この反応は，熱や希釈液中に含まれる重金属イオンで加速される．

$$CH_3COOOH + H_2O \Leftrightarrow CH_3COOH + 1/2 O_2$$

水溶液中にできるかぎり多くの過酢酸を存在させることが殺菌力の違いとなるため，過酸化水素が酢酸に酸素を供給して過酢酸を作るための配合率に各社の工夫がこらされている．有機物であるBFの剝離についても過酸化水素は関与し，過酸化水素の含有比率が高いほど剝離・殺菌効果は高くなる．

2）利点と欠点

過酢酸系消毒薬の利点として，① 有機物存在下でも不活化されない高い殺菌効果，② 環境に優しい，③ 優れたBF除去能，④ 腐食性が弱いために金属腐食や部品劣化のリスク減，⑤ 剝離効果を応用した高い洗浄力，⑥ 強力な炭酸カルシウム除去，⑦ 錆をゆっくりと溶解しながら除去，⑧ 優れた生物分解性が挙げられる．また，欠点としては，① 塩素系消毒薬に比べて高価，② 酢酸の強い刺激臭，③ 一部の製品は劇物のため取り扱いが難しい（過酸化水素濃度6％以上）ことが挙げられる．

❸ 透析装置に対する洗浄消毒薬の使用方法

　配管内に対する洗浄消毒効果のみならず，透析システムへ与える影響も視野に入れる必要性がある．米国疾病予防管理センター（Center for Disease Control and Prevention；CDC）ガイドラインにおける消毒水準の分類では，過酢酸，過酸化水素は高度作用消毒（多数の細胞芽胞を除くすべての微生物を死滅させる）に，次亜塩素酸ナトリウムは中度作用消毒（細胞芽胞以外の結核菌，栄養型細菌，多くのウイルス，真菌を殺滅する）に分類されている．過酢酸系は十分な消毒効果が期待[9]されると思われるが，器具に付着した有機物や汚れの残存は化学殺菌物質を非活性化し，凝固・変性することによって微生物を消毒や滅菌から保護するため，消毒や滅菌が無効になることがある．よって使用目的が洗浄であるか，消毒であるかを適切に使い分けることが重要で，それによって効果的な洗浄消毒効果が得られることを忘れてはならない．

　洗浄消毒薬の効果を決める要素としては，①温度（使用時の温度が高いと効果が上がる），②濃度（使用時の薬剤濃度が高いと効果が上がる），③時間（使用時の時間が長いと効果が上がる）の三つがある．そのため，消毒薬の種類，濃度，温度，曝露時間，微生物の種類や汚染の度合い，被消毒物の洗浄の有無，被消毒物の形状（隙間，管腔のあるもの），BFの有無およびその確認として濃度安定性評価，残留物測定評価が必要となると考えられる．

1. 塩素系洗浄消毒薬の場合

　塩素系洗浄消毒薬の使用方法として，次亜塩素酸ナトリウムは除菌・洗浄を目的に，酢酸は炭酸カルシウムのスケール除去を目的に2種類の薬剤を併用し，シングルパス方式または高倍率希釈による夜間封入方式で使用する．

① 消毒方法：シングルパスで高濃度・短時間＞夜間封入で低濃度・長時間
② 炭酸カルシウムの洗浄：シングルパス，夜間封入ともに酢酸洗浄（1〜2回/week）が必要
③ 有機物の洗浄：シングルパス，夜間封入ともに次亜塩素酸で溶解除去
④ 菌繁殖・ET値：シングルパスでは菌繁殖・ET値上昇の可能性大＜夜間封入では菌繁殖の可能性小
⑤ BF：シングルパス，夜間封入ともに有機物で不活化・表面溶解
⑥ 装置部品への影響：シングルパスで適切な濃度と時間で少＞夜間封入でゴム，シリコンの劣化，金属腐食
⑦ 作業性：シングルパス，夜間封入ともに塩素臭と酢酸併用時の酢酸臭
⑧ 経済性：シングルパスで薬剤コスト低い，水コスト高い＜夜間封入で薬剤コスト低い，水と電気コスト低い
⑨ 環境性：シングルパス，夜間封入ともに毒性強い，排液残留成分が有機化合物を生成

2. 過酢酸系洗浄消毒薬の場合（図1, 2）

過酢酸系洗浄消毒薬の使用方法として，一剤化と滞留方式が可能とされるが，推奨されている方法は過酢酸系消毒薬と塩素系消毒薬の併用である．また，シングルパス方式は推奨されず，高倍率希釈による夜間封入方式を推奨している[10]．

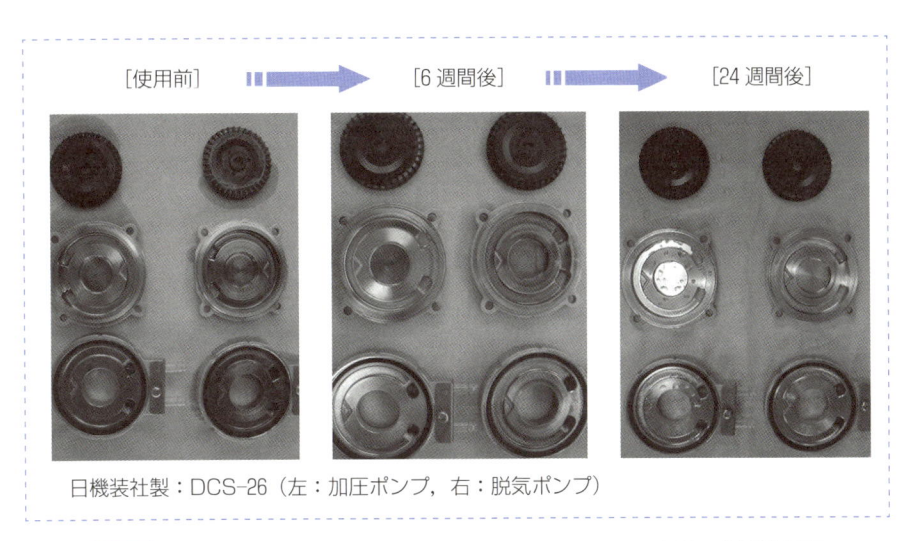

図1　過酢酸系洗浄消毒薬使用前後におけるコンソール内部の肉眼的観察

装置内部の肉眼的観察において過酢酸洗浄消毒薬使用前から6週間後，24週間後で錆などの汚れの剥離効果を認めた．

〔塚本　功，他：日臨工技士会誌　2005；25：10-11[10] より引用・改変〕

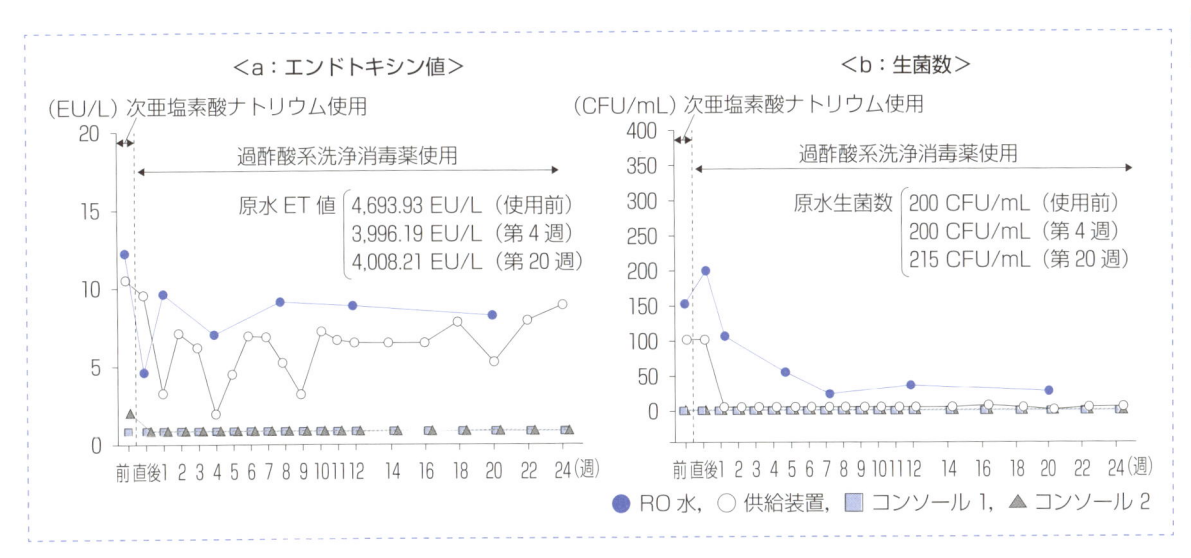

図2　過酢酸系洗浄消毒薬使用後のET値および生菌数の推移

過酢酸洗浄消毒薬に変更後1週間で供給装置の生菌数は4 CFU/mLと減少し，その後も低値を維持することが可能であった．3カ月および6カ月後においても変化は認められず安定して推移した（※培養条件：25℃・7日間インキュベーション）．

〔塚本　功，他：日臨工技士会誌　2005；25：10-11[10] より引用・改変〕

① 消毒方法：シングルパスで高濃度・短時間＜夜間封入で低濃度・長時間
② 炭酸カルシウムの洗浄：シングルパス，夜間封入ともに成分中の酢酸で対応
③ 有機物の洗浄：シングルパス，夜間封入ともに過酸化水素で剥離
④ 菌繁殖・ET値：シングルパスでは菌繁殖・ET値上昇の可能性大＜夜間封入では菌繁殖の可能性小
⑤ BF：シングルパス，夜間封入ともに過酢酸で除去
⑥ 装置部品への影響：シングルパスで適切な濃度と時間で少＞夜間封入でゴム劣化
⑦ 作業性：シングルパス，夜間封入ともに酢酸臭と塩素系併用時の塩素臭
⑧ 経済性：シングルパスでも薬剤コスト高い＜夜間封入でも薬剤コスト高い，水と電気コスト低い
⑨ 環境性：シングルパス，夜間封入ともに水と二酸化炭素に早期分解

おわりに

透析液清浄化技術としての洗浄消毒薬について述べた．一度，細菌汚染が確認されたシステムを無菌状態に戻すことは非常に困難であるため，システム全体を網羅した洗浄と消毒各々に対する発想を高レベルに保ちつつ，洗浄消毒薬の特徴を理解して，それぞれに適した使用法を構築・実行することが透析液清浄化に重要であると考えられる．

文　献

1) 久野　勉：透析液清浄化と臨床効果．Clinical Engineering　2008；19：892-897
2) 政金生人：透析液清浄化と臨床症状との関係．臨牀透析　2007；23：621-628
3) Cappelli, G., Ballestri, M., Perrone, S., et al.：Biofilms invade nephrology：Effect in hemodialysis. Blood Prif.　2000；18：224-230
4) Cappelli, G., Sereni, L., Scialoja, M. G., et al.：Effects of biofilms formation on haemodialysis monitor disinfection. Nephrol. Dial. Transplant.　2003；18：2105-2111
5) 栖村友隆，佐藤和弘，島北寛二，他：透析液製造工程中に形成されるバイオフィルムの基礎的検討．腎と透析　2009；67（別冊HDF療法'09）：95-99
6) 三浦　明，深澤　篤，鈴木利昭：機器用消毒液，洗浄液．臨牀透析　2007；23：1134-1148
7) 福崎智司：次亜塩素酸ナトリウムを用いた洗浄・殺菌操作の理論と実際．調理食品と技術　2010；16：1-14
8) 坂下浩太，塚本　功，村杉　浩，他：個人用透析装置における過酢酸系洗浄消毒薬ステラケアの臨床評価．腎と透析　2012；73（別冊HDF療法'12）：122-125
9) 小野信行：透析液ライン管理のポイント．秋澤忠男 監修，峰島三千男 編：透析液清浄化に向けて．2010，102-104，医薬ジャーナル社，大阪
10) 塚本　功，村杉　浩，大浜和也，他：過酢酸系除菌剤MINNCARE®による透析液中細菌への効果．日本臨床工学技士会誌　2005；25：10-11

（塚本　功／山下　芳久）

〔初出：臨牀透析　vol.28　no.6, 8　2012〕

透析液の安全管理

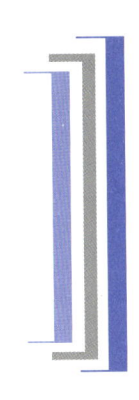

14 熱水消毒

Key words 物理的消毒法,次亜塩素酸ナトリウム,水処理装置,透析装置

はじめに

　透析療法が安定した治療法と社会的に認知され始めた1970年代,透析装置に用いられる消毒法は熱による物理的消毒,いわゆる熱水消毒が一般的であった.当時は酢酸透析液であり炭酸塩析出の問題はなかったが,洗浄不足によるシリコンチューブの白濁化は多くの施設で経験した出来事であろう.そんななかで薬液を用いた消毒方法,いわゆる化学的消毒には装置が対応していなかったため,手作業で次亜塩素酸ナトリウムを注入して対応していた.その後,重曹透析が普及するようになって,炭酸塩溶解には酢酸,蛋白分解には次亜塩素酸ナトリウムを用いる化学的消毒法が主流(必須)となっていった.

　そしてここ数年,熱水消毒が復活してきたのは,熱伝導により配管細部のデッドスペースが排除できることと同時に,環境への配慮がもっとも大きな要因でもあった.

　本稿では,現在,水処理装置および透析液供給装置に用いられている熱水消毒法について概説する.

1 熱水消毒の概要

1. 熱水消毒の特徴

　水は温度上昇により殺菌効果が現れることが19世紀のパスツールによって発見された.熱水消毒は65〜100℃の低温殺菌(pasteurization)に当たり,熱伝導により細部までバイオフィルムを形成させない消毒法である.微生物により形成される構造体であるバイオフィルム内には,さまざまな種類の細菌が存在する.これらは薬液消毒を行うと薬液に対する抵抗性が高くなり,時間とともに解消不能な問題となってくる.

　熱水消毒では熱エネルギーによる菌体成分や構造の熱変性と加水分解が起こり,温度上昇とともに殺菌効果が増大し,80℃・10分間〔(注)Ao値:600相当〕で芽胞

を除くほとんどの栄養型細菌・結核菌・真菌・ウイルスなどを死滅または不活性化することができる．また，化学的消毒法と異なり残留毒性もなく，水を媒体とするため加水分解効果ならびに洗浄効果も併せもつ消毒法である．

2. 透析装置に用いる洗浄・消毒法

透析装置に用いる洗浄・消毒法には，化学的消毒法と物理的消毒法がある．化学的消毒法のなかで，次亜塩素酸ナトリウムを主成分としたアルカリ系洗浄剤は幅広い抗菌スペクトルを有し，強い蛋白除去効果を併せもつ．また，過酢酸を主成分とした酸系洗浄剤は消毒効果とともに炭酸塩やバイオフィルムに対する溶解，剥離および付着防止効果がある．

一方，物理的消毒法は熱伝導を利用し，芽胞菌以外には耐性菌をもたない消毒法で，装置・配管内のデッドスペースの細部にまで殺菌効果がある．ただし，透析装置では完成透析液由来の炭酸塩や血中から溶出された蛋白を除去するために，クエン酸を加えた熱水クエン酸消毒が物理化学的消毒法として本邦でも採用されている．

3. コストパフォーマンス

システム全体を80℃以上で10分間温度を保持するためには，比較的大きな熱源により時間をかけて全体を循環加温させる必要がある．初期費用として熱水作製のためのヒーターユニットや配管（給水管および配水管）も耐熱型の使用が必須で，熱水未対応装置は逆浸透（RO）モジュールやultrafiltration（UF）膜などを耐熱型の部材に変更しなければならない．既存の施設での熱水システム導入に際して排水管は通常耐熱型ではないので，80℃を超える温度の液をそのまま流すことはできないが，一部のシステムでは常温の原水を混合して排水ブローする方式のものもある．

ランニングコストに関しては，薬液消毒に比べて安価であるという報告[1]もある．薬液消毒は薬剤の種類によってコストに大きな開きがあるので一概には判定できないが，装置の台数や配管の長さなど施設単位でシステム規模は異なるので，それぞれの消毒法の実施時間，濃度を検討して最適な方法を決めたうえでコスト比較する必要がある．

4. 安　全　性

熱水消毒は部材からの水漏れが発生する頻度が薬液消毒施行時より高いという報告[2]もあるが，薬剤を併用した熱水消毒下でのendotoxin retentive filter（ETRF）耐

注）Ao値：2006年4月にWasher-disinfectorに関する国際規格（ISO 15883）の主要部分が承認された．この規格は熱水消毒を評価するために，従来の温度と消毒時間を用いる方法とともに，Ao値（さまざまな熱水消毒の条件について，対数的死滅則を用いて80℃の熱水消毒に換算した値）で表記している．

用試験では，他の薬剤（過酢酸を主成分とした酸系洗浄剤）と比較しても同程度の耐用期間を示したという報告[3]や，ETRFに用いられているポッティング剤ポリウレタンは，酸やアルカリの洗浄剤を使用することでポリウレタンの劣化が進行して液中に溶出する可能性が高いが，熱水消毒使用下では変色も少ないという報告[4]もある．

環境への影響として，水道条例によりpH, biochemical oxygen demand（BOD），chemical oxygen demand（COD）値により排水基準が規定されている地域が多く，酸やアルカリの消毒剤を用いたときの排水は，これらの基準を大きく逸脱するため中和処理が必須であるが，熱水消毒時の排水はこれらの規制値にも問題はなく，また生態毒性や環境への残留毒性もないといえる．

❷ 熱水対応装置

熱水消毒を行うには，加温させる機能だけでなく装置および配水管に耐熱部材を用いる必要がある．本邦でも近年，多くの装置が対応可能になってきた（表）．

熱水消毒を行う系には，大きく分けて水処理装置系と透析液供給装置系がある．前者は本来医療機器でなく，生物学的見地から発展してきたものではないため，消毒の概念は希薄であった．しかしここ十数年，透析液清浄化が取り上げられるようになってから，水処理装置系についても消毒の必要性・有効性が現場で論じられるようになってきた．

後者は三十数年前，酢酸透析液から重曹透析液に移り変わっていくなかで，蛋白や炭酸塩の析出の問題により，次亜塩素酸ナトリウムと酢酸の併用洗浄法が主流となっていったのは，ほぼ必然的といえる．しかし，その後三十数年が経過し，化学的消毒法の特性として配管細部（デッドスペース）への薬液浸潤力が低いというこ

表 熱水消毒対応装置一覧

種別	メーカー	対応装置
水処理装置	三菱レイヨン	DCnano Aoシリーズ
	日本ウォーターシステム	MHSシリーズ
	ミクニキカイ	MP, MP-TLシリーズ
	日機装	DRO-NX
	ダイセン・メンブレン・システムズ	HSRシリーズ
	ジェイ・エム・エス	未対応
	東レ・メディカル	未対応
透析液供給装置	日機装	DAB-E
	ニプロ	NCV-2
	ジェイ・エム・エス	未対応
	東レ・メディカル	未対応

とがわかってきた．このデッドスペースの存在が薬液消毒，いわゆる化学的消毒法のもっとも大きな弱点であり，熱伝導により部材の細部まで熱が行きわたり消毒効果を発揮するという利点をもち合わせる熱水消毒が再び注目されてきた．

以下に，それぞれの消毒系統の特性を示す．

1. 水処理装置系

これまで（十数年前）の水処理システムには消毒機能が付帯されていなかったため，その後の透析液清浄化に対する意識の高まりを受けて，各種洗浄システムが現場で考案され始めた．そのなかの多くは薬液を用いた化学的消毒であり，過酢酸を用いたモジュールの洗浄効果[5]や，自動洗浄システムの考案[6]など多数報告されたが，ここ数年は，薬液では届きにくいデッドスペースにも熱伝導により確実に殺菌することができる熱水消毒法について検討されるようになってきた．

水処理装置系では，希釈用水の流路がすべて洗浄消毒の対象となり，それらには水処理装置から透析液供給装置や原液溶解装置への給水ラインも含まれる．希釈用水ラインは透析液作製ラインと異なり，炭酸塩溶解や蛋白分解の必要がなく，微生物汚染の排除が主目的である．システムには大きく分けて2種の洗浄経路がある．一つはモジュールの洗浄も含め広範囲で，耐熱型モジュールを用いることにより前処理（活性炭カートリッジなど）以降の連動した熱水消毒が可能になるシステムである（図1-1）．もう一つは，ROタンク以降の消毒にも切り替えられる機能を有

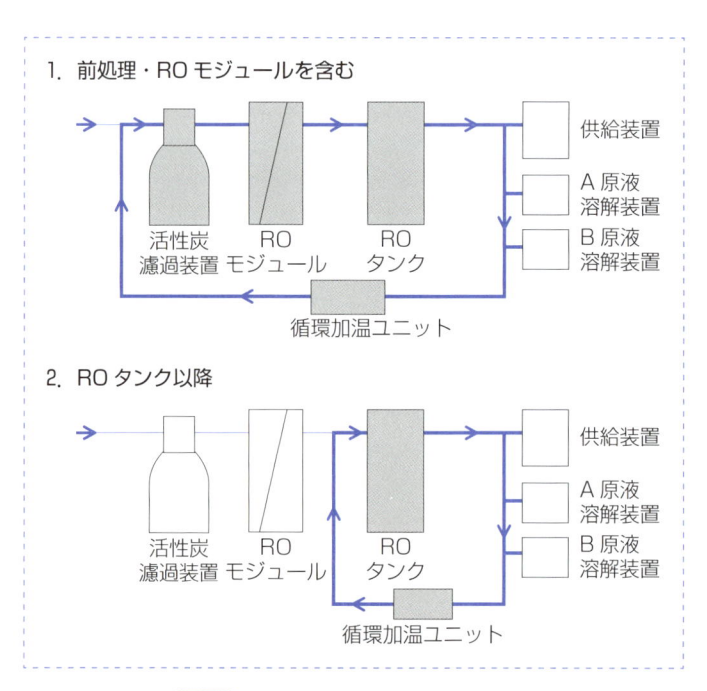

図1 水処理装置熱水消毒パターン
供給装置，原液溶解装置は希釈用水供給ラインのみ．

するシステムである（図1-2）．水処理装置・供給装置・溶解装置を連動すれば熱エネルギーも共有でき，さらに，装置間の接続部などのデッドスペースの高い消毒効果が得られる[7]．

熱水消毒は，化学物質を用いないため安全性が高い，薬品を使用しないため投薬の手間がない，薬液の残留チェックが不要，また芽胞以外の一般細菌・ウイルスを不活性化でき，耐性菌出現の心配もない，というメリットがある．さらに，生態毒性や環境への残留毒性などを考慮すれば，最適な消毒法は熱を利用した方法といえる．

2. 透析液供給装置系

透析液供給装置以降については，透析液由来の炭酸塩の溶解や血液由来の蛋白の分解には化学的な洗浄が必要になる．これらを同時にカバーできる方法として，熱水にクエン酸を添加する方法が1990年代のヨーロッパを中心に用いられるようになってきた．

システムの例を図2に示す．水処理装置に熱源をもったものを使用している場合は水処理装置から熱水を供給するが，もたない場合は透析液供給装置にヒーターユニットを組み込み，85℃前後まで加温できるようにする．その後，配管を通過して各監視装置間を循環させる間に温度が低下するので，加温ユニットを循環ラインに設置する．図2に示すこれらの装置のほかに，排液中和装置など周辺装置への供給も可能である．

消毒時間は平均的な規模として，100 mのループ配管，監視装置20～30台程度で80～100分必要になる．ただ，クエン酸の洗浄能力はそれほど高くないため，十分な炭酸塩の溶解効果や蛋白の分解効果が得られない．熱水クエン酸システムを導入している施設では，次亜塩素消毒や酢酸洗浄を併用するなどの工夫をして対処しているところが多い[8]．

また，クエン酸にリンゴ酸などを加えた洗浄剤 Citrix-50 H（アムテック®）[9] や，スカイクリーン（ディースリー®）[10] もクエン酸に代わる熱水対応の洗浄剤として発売されている．

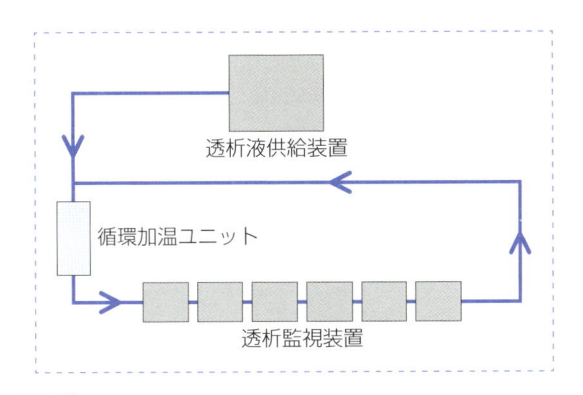

図2 透析液供給装置以降の熱水クエン酸消毒パターン

熱水クエン酸消毒は，化学的消毒法ほどの洗浄効果は得られない半面，熱伝導により薬液では届かないデッドスペースの消毒を可能にする，薬液残留のリスクもなく安全性が高い，また環境に配慮している，などのメリットがある．また，熱水消毒をRO装置と透析液供給装置を連動させて行えば，一つの熱源で水処理装置系と透析液供給装置系を同時に洗浄でき，単独では消毒が行きわたらなかったデッドスペースも効率よく消毒できる[11]．

おわりに

　近年の多様化された透析医療は，工学的にも微生物学的にも求められるものが高度化してきた．細菌は決して透析膜を通過しないと信じて，それを前提にしていた30年以前の治療とは格段の違いがある．また，治療の高度化と並行して環境への配慮も忘れてはならず，この両者は相反することであっても今後の医療には必須といえる．今後もこの両者の関係を損なうことなく，より良いシステムを構築していかなければならない．

文　献

1) 松井　豊，加藤功一郎，羽田新平，他：熱水消毒対応型RO装置導入による熱湯・クエン酸の洗浄剤としての評価．腎と透析　2008；65(別冊HDF療法'08)：147-151
2) 海老沢秀夫，小池美菜子，鬼塚史朗：熱水洗浄消毒の特性と評価．腎と透析　2008；65(別冊HDF療法'08)：36-39
3) 星野武敏，芝本　隆，菊地　史：ETRFにおける耐久性の検証—3 消毒方法から．腎と透析　2010；69(別冊HDF療法'10)：68-70
4) 栖村友隆，牧尾健司，井出孝夫：ETRF構成材料の劣化からみた寿命と交換時間．腎と透析　2010；69(別冊HDF療法'10)：75-79
5) 中野浩志，中田　実：ROモジュールにおける過酢酸洗浄の有用性．腎と透析　2003；55(別冊HDF療法'03)：148-150
6) 阪口剛至，森上辰哉，申　曽洙，他：RO水供給ライン洗浄自動化の試み．腎と透析　2007；63(別冊HDF療法'07)：112-116
7) 山口由美子，金山由紀，黒田厚介，他：自動熱水消毒システムの導入．腎と透析　2008；65(別冊HDF療法'08)：152-155
8) 前田忠昭，小川智也，鈴木拓人，他：透析供給装置への自動熱水消毒システム導入後の透析液清浄化に関する検討．腎と透析　2011；70(別冊HDF療法'11)：145-148
9) 佐久間宏治，佐藤純彦，内海展子，他：新規熱水消毒用洗浄剤の使用経験．腎と透析　2009；67(別冊HDF療法'09)：62-64
10) 大水　剛，桃園嘉貴，村山順子：新しいスケール除去剤「スカイクリーン」を用いた酸熱水消毒の使用経験．日本血液浄化技術学会誌　2011；19：71-74
11) 森脇彰一，花倉康徳，上村昇一，他：RO水製造装置と透析液供給装置による連動熱水消毒洗浄の試み．腎と透析　2007；63(別冊HDF療法'07)：117-120

（森上　辰哉／申　　曽洙）

〔初出：臨牀透析　vol.28　no.9　2012〕

透析液の安全管理

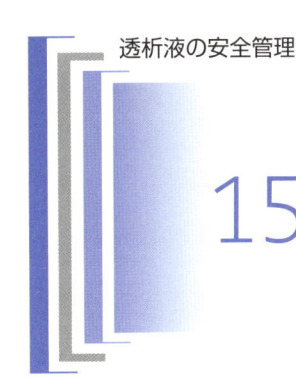

15 透析液安全管理の実際

Key words 水質管理計画，透析機器安全管理委員会，工程管理，危害分析

はじめに

　2012年の診療報酬改定に伴い，透析液水質確保加算1と2が認められた．加算基準には，関連学会水質基準を満たすこと，透析液安全管理者の配置，透析機器安全管理委員会の設置，が条件となる．透析液の安全性・品質を担保するには，透析機器安全管理委員会が適切に運営されることである．透析機器安全管理委員会の役割は，透析液清浄化，透析機器の保守管理，透析液濃度管理，に分類できる．本稿では，透析液清浄化の安全管理に必要な透析液水質管理計画について解説する．

❶ 透析液水質管理計画

　透析液清浄化にかかわる安全管理は，透析液水質管理計画に基づいて行う．そのためには透析機器安全管理委員会を編成し，委員会にて透析液水質管理計画を策定する必要がある．透析液水質管理計画は，透析液製造工程の評価，管理方法の設定，計画の運用など三つの項から構成される．透析液水質管理計画の目的は，微生物汚染に対する管理方法を明確化，透析液製造工程の監視システムの確立，水質基準を担保することの検証，などが挙げられる．

❷ 透析機器安全管理委員会の編成

　透析機器安全管理委員会（以下，委員会）の構成メンバーは，透析液安全管理者，透析液製造担当者，品質管理者，機器・設備管理担当者とし，その役割を明確化する必要がある．以下に担当する役割の1例を示す．

　1) **透析液安全管理者**：責任者として全体総括，情報収集，問題発生時は医療機器安全管理委員会へ報告．
　2) **透析液製造担当者**：透析液製剤の管理，透析液作製時の危害原因事象の抽出と危害分析，水質管理計画策定，情報収集．

3) **品質管理者**：原水，RO（逆浸透）処理水，透析液の水質管理基準の設定，データ管理，基準値逸脱時の是正処置の評価，検査法の検証，情報収集．

4) **機器・設備管理担当者**：透析液製造工程の検証と危害原因事象の抽出，危害分析，装置運転データの管理，装置の保守管理計画策定，情報収集．

❸ 透析液製造工程の評価

透析液製造工程と管理法を検証し，各工程において水質基準を達成可能か否か評価する必要がある．

1. 透析液製造工程の検証

透析液製造工程を検証するポイントは，① 一次汚染物質の侵入がないか分離膜の性能，設置場所，管理方法などを検証する，② 二次汚染の発生がないか設備や洗浄消毒方法を検証する．検証するには，透析液製造工程のフロー図を作成し，システム全体を把握する．フロー図には，装置名，エンドトキシン捕捉フィルタ（endotoxin retentive filter；ETRF），エアーフィルタ，配管の種類（材質，内径，長さ），枝管の有無，未消毒部分の有無，サンプリングポートなどの情報を明記する．フロー図は，システム全体を把握するための簡易版と各工程の詳細版の2種を作成し，必要に応じて使い分ける．また，各工程の洗浄消毒工程のフロー図も作成し，洗浄・消毒時間，消毒方法，消毒濃度（温度），消毒剤使用量などを明記する．委員会では，作成したフロー図をもとに設備，工程，管理方法の妥当性を検証する．

2. 危害原因事象の抽出と危害分析

危害原因事象の抽出とは，微生物汚染が発生する可能性が考えられる工程を抽出することであり，危害分析とは，抽出した危害原因事象のリスクレベルを評価し設定することである．要するに透析液製造工程において汚染が発生しうる原因を明確にし，その汚染原因のリスクを分析することである．危害原因には，生物的危害，化学的危害，物理的危害などがある．汚染のリスクレベルは，作成したフロー図をもとに汚染が発生しうる頻度と汚染の影響（施設の汚染状況と管理基準値を参考）により委員会で設定する．リスクレベルを設定したのち，汚染発生リスクを低減するために汚染レベルに応じた予防処置とモニタリング法を設定する．透析液製造工程で汚染レベルが高いポイントは，外部汚染が考えられるROモジュール，粉末製剤溶解装置，エアーフィルタなどの下流域と，消毒が毎日行われない配管などである．予防処置としては，ETRF設置や消毒頻度のアップなどがある．予防処置を設定したとしても汚染が発生するリスクはゼロでないため，汚染リスクが高いポイントは定期的なモニタリングで安全性を担保する必要がある．そのためには，工程内のどこで微生物汚染が発生したとしても，モニタリングで発見できるようにサンプリング部位を設定することが重要となる．例として，RO処理水配管末端部のリス

クを分析すると，リスクレベルはROモジュールからのリークと配管を毎日洗浄消毒していないことからもっとも高くなる．予防処置にはETRF設置と洗浄消毒頻度を週3回以上，モニタリング法はエンドトキシン（ET）と細菌数を月1回測定と設定する．

❹ 管理方法の設定

委員会では，危害分析に応じたモニタリングと管理基準を設定しモニタリング値を分析評価して透析液製造工程を評価する必要がある．データを分析評価するには，正しい測定方法とサンプリング方法の確立が重要となる．

1. モニタリング

1) モニタリング項目設定：水質管理のモニタリング項目は，ET，細菌検査，硬度，総残留塩素，遊離塩素，伝導度などである．装置管理としては，各装置の運転データなどが必要となる．

2) モニタリング方法の決定：上記項目の測定方法について検証する必要がある．測定方法のうちとくに問題となるのが細菌検査である．細菌検査に必要な培養条件（培地の種類，検体濾過量，培養温度，培養期間）を委員会で評価し，もっとも細菌検出率の高い条件を決定する．

3) サンプリングポイントとサンプリング頻度：サンプリングポントは，危害分析の

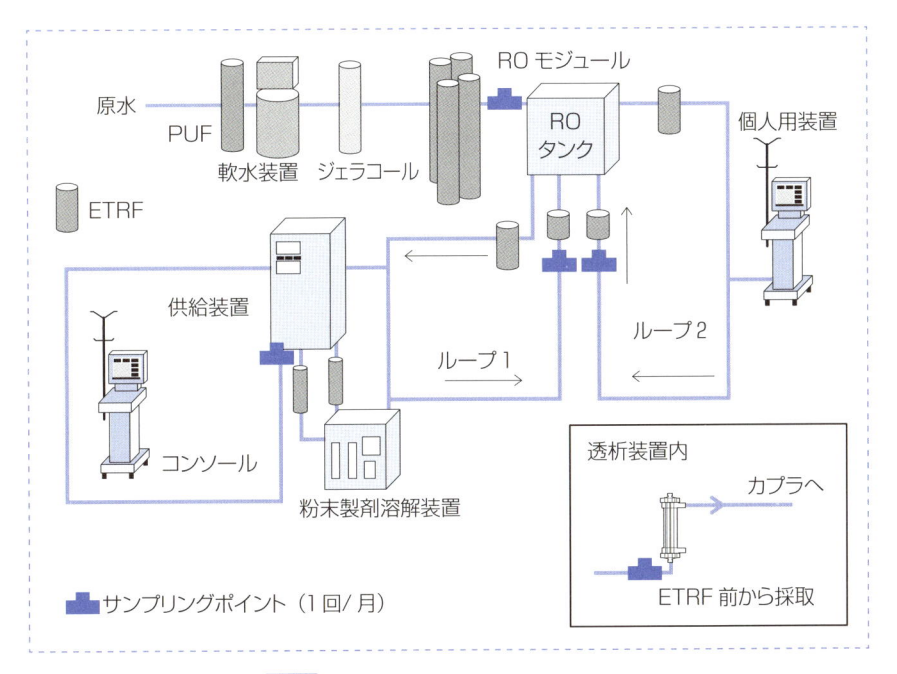

図1 定期的なサンプリングポイント

結果から汚染のリスクが高いポイントや各工程の汚染状況を把握可能なポイントから抽出し，経済性を加味して決定する．各工程に ETRF が設置されている場合は，各工程の汚染状況を把握するために ETRF 手前をサンプリングポイントと設定する．サンプリング頻度は，リスクレベルに応じて設定し，リスクレベルが高く重要な管理ポイントは毎月測定する．サンプリングポイントを決定したのちサンプリング法を検証し，管理方法（サンプリング手技とサンプリングポート交換時期）などを決定する．

当院で毎月定期的にサンプリングしているポイントは，RO モジュール後，2 系統の RO 処理水ループ配管末端，末端個人用装置，供給装置，末端コンソールである（図 1）．一方，3 カ月おきにサンプリングするポイントは，原水，軟水・ジェラコール処理水，A 原液と B 原液ラインなどである．また，透析液水質確保加算 2 に必要な条件として月 2 台以上，1 年間で全台のコンソールとオンライン HDF 装置の ETRF 前と補充液のサンプリングなどが必要となる．

2. 管理基準の設定

通常透析の透析液管理基準は，日本臨床工学技士会清浄化ガイドライン[URL1] では ET 0.001 EU/mL 未満，細菌数 0.1 CFU/mL 未満である．一方，ISO（国際標準化機構）基準[1] や日本透析医学会[2] の示す基準は，標準透析液で ET 0.05 EU/mL 未満，細菌数 100 CFU/mL 未満と高い値である．施設で管理基準を設定する場合，日本透析医学会の基準を超えて設定してはならない．さらに基準を担保できている施設は，より清浄度の高い透析液を目指し達成度に応じて施設基準を見直す必要がある[3]．

3. データ管理とデータの分析評価

モニタリングで得られた数値は，一覧表やグラフを用いて文書化する．一覧表に，異常値の原因や是正処置などが記載できるようにすることで，後々の管理が容易となるため施設での工夫が必要となる．データの分析評価には品質管理の七つ道具と呼ばれる手法が用いられている．そのなかでも管理図は有用な手法の一つである．図 2 に Xber 管理図と管理図の見方を示す[4]．Xber 管理図には，結果，平均値，上方・下方管理限界線（アクションレベル）を表示する．図 2 のように異常が認められた場合は，是正処置が必要となる．しかし，透析の分野で細菌数を管理するために管理図を用いることには問題がある．細菌データの管理法としては，折れ線グラフを作成し，細菌数の推移から傾向を分析する手法を推奨する．

❺ 計画の運用

1. 管理基準逸脱時の対策と是正方法

モニタリング値が管理基準やアクションレベルを逸脱した場合は，安全管理者に

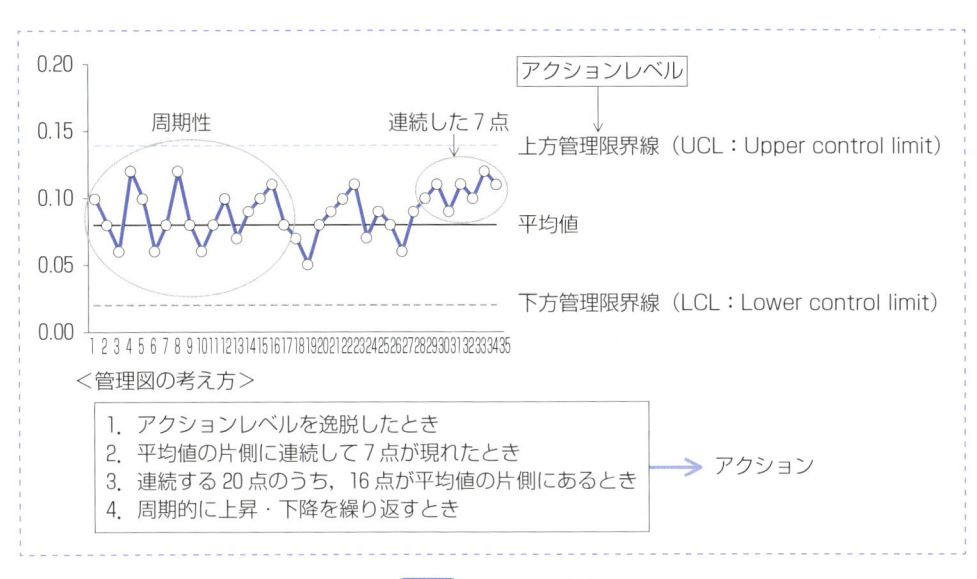

図2 Xber管理図

　報告する．安全管理者はオンラインHDF治療の中止やケースにより，医療機器安全管理委員会へ報告し，臨時委員会を開催し是正処置を決定する．是正手順は，PDCAサイクルを用いて，異常箇所の特定，異常原因の分析，対策を委員会で立案（Plan）し，対策を実施（Do）する．実施後，モニタリング（Check）で異常値が改善（Act）すれば是正処置は完了となるが，改善しない場合は異常箇所，または異なる原因が考えられるため再度検証する必要がある．PDCAサイクルは，業務改善や水質基準を見直すときなどにも用いる手法である．また，逸脱時に迅速に対応できるように管理基準逸脱時の対応に関する作業手順書を整備する．逸脱時の作業手順書は，微生物汚染箇所の特定方法やその対策を中心に作成する．

2. 教育訓練，作業手順書（SOP）作成

　透析液の安全性向上には，人為的ミス低減のためSOP（Standard Operating Procedures）の遵守や知識の向上が必要となり，生物・化学的汚染や機械の不具合防止のため保守管理体制の構築が必要となる．

1) 教育訓練：清浄化に必要な知識，サンプリングや測定の手技，測定法に関する教育を計画的に実施し，実施状況を文書化する．また，指導内容を統一するために資料を作成する．

2) 作業手順書の作成：透析液製造工程を適切に管理するには，委員会で各種操作手順書を整備する必要がある．整備する操作手順書には，サンプリング，細菌検査，ET測定など検査関連の操作手順書と透析液作製，モニタリング，洗浄消毒法，システム変更時，基準値逸脱時や緊急時の対応など装置に関連する作業手順書などがある．もちろん，手技が手順書に準拠しているか定期的に点検することも重要となる．

3. 機器管理計画の作成と実施

水処理装置，多人数用供給装置，粉末製剤溶解装置，透析装置の保守管理計画を作成する．保守管理計画は，各装置の実施予定と実施状況が一目で把握できるように一覧表で作成する．保守管理計画に基づく点検が実施されているか委員会で確認する．

4. 管理記録，測定記録の管理

文書化し保存するものとしては，委員会の議事録，透析液製造工程のフロー図，各装置の洗浄消毒工程，各種作業手順書，装置の運転データ，水質結果と管理基準値，保守管理状況，管理基準逸脱時の対応方法，教育プログラムなどであり，保存期間は3〜5年とする．文書化の目的は，情報の共有，安全性，技術の継承，管理計画見直し時の資料などのためである．

5. 管理計画の妥当性と実施状況を定期的に確認

1) 妥当性の確認：設備，モニタリング方法，管理基準，作業手順書管理基準逸脱時の対応など，現状に合致しているか委員会で定期的に見直す．

2) 実施状況の確認：管理計画に沿って管理が適切に実施されているか否か定期的に確認する．

6. 情報の収集と周知

添付文書の管理と透析液の安全に必要な情報を収集し，得られた情報を委員会および関係者に周知する．

おわりに

透析液安全管理の実際について透析機器安全委員会で作成する透析液水質管理計画を中心に解説した．透析液の安全管理を担っている臨床工学技士が管理計画を定期的に検証し，改善することで透析液の安全性が保証される．

文献

1) ISO（国際標準化機構）基準：ISO/CD 23500：2009 Guidance for preparation and quality management of fluids for hemodialysis and related therapies.
2) 秋葉 隆，川西秀樹，峰島三千男，他：透析液水質基準と血液浄化器性能評価基準2008．透析会誌 2008；41：159-167
3) 星野武俊：細菌・エンドトキシン対策．日本臨床工学技士会透析液等WG編：透析液安全管理マニュアル．2010, 172-186, 先端医学社，東京
4) 川村邦夫：製薬用水の製造管理と品質管理—国際調和と日本薬局方改正への対応．2007, じほう，東京

参考URL（2013年4月現在）
1) 日本臨床工学技士会：透析液清浄化ガイドライン Ver.2.00．2011

http://www.ja-ces.or.jp/03publish/pdf/touseki_guideline2.00.pdf

2) 「水安全計画策定ガイドライン」平成20年5月厚生労働省健康局水道課

http://www.mhlw.go.jp/topics/bukyoku/kenkou/suido/hourei/jimuren/dl/080530-5.pdf

(星野　武俊／芝本　隆)

〔初出：臨牀透析　vol.28　no.10　2012〕

和文索引

あ
アクションレベル（処理基準値） 60

い
インキュベータ 59
インピーダンス 63
委員会案（CD） 17
一般細菌 97
医療機器安全管理体制 75

う
ウイルス 97

え
エンドトキシン（ET） 35, 77, 85
　——濃度 18
　——の測定法 40
　——捕捉フィルタ（endotoxin retentive filter；ETRF） 25, 38, 77, 81, 84
塩素系洗浄消毒薬 85

お
オートクレーブ 59
オンライン HDF/HF 治療 21, 26

か
加温ユニット 97
化学的消毒法 94
化学物質 20, 28
　——汚染 28
過酢酸（CH_3COOOH） 89
　——系洗浄消毒薬 85
過酸化水素（H_2O_2） 89
活性炭濾過装置 70
芽胞 97
管理基準
　——逸脱時の対策 102
　——の設定 102

き
キャパシタンス（静電容量） 63
危害原因事象の抽出 100
危害分析 100
希釈用水 96
逆浸透膜 11
逆浸透モジュール 71
教育訓練 103
強酸性電解水 87
共生 46
共同体 48
菌集落（コロニー） 56

く
クオリティモニタ 56
グラム染色 58
クリーンベンチ 59
クロラミン 28

け
ゲル化法 40
蛍光染色 64, 65
結合塩素 70
原水加温 69
検体採取量 22, 24

こ
コンダクタンス（電気伝導度） 63
コンタミネーション 24, 38, 59
国際基準案（DIS） 17
国際標準化機構→「ISO」を見よ
個人用 RO 装置 25

さ
サンプリング 56, 101
細菌 45
　——数 18
　——数測定 37
　——の阻止性能試験（LRV） 13
最終国際基準案（FDIS） 17
作業手順書（SOP）作成 103
酢酸（CH_3COOH） 89
酸化ストレス 73
残留塩素 32

し
ジクロルイソシアヌル酸ナトリウム 87
システムデザイン 76
シリカ 69, 72
次亜塩素酸ナトリウム 86
紫外線殺菌灯 72
"躾" 52
質量分析法（マススペクトロメトリー） 66
従属栄養細菌 55
消毒 25, 85
　熱水—— 79, 93
　熱水クエン酸—— 94
新規導入時の消毒 25
迅速検出法 24

す
水質基準 12, 30
水道法 28

せ
セントラル透析液供給システム 17
生菌数 0.1 CFU/mL 未満 22
生菌数試験 55
生物学的汚染 20
洗浄消毒液 85

そ
総残留塩素 71
相対発光量（RLU） 63
総有機体炭素（TOC） 24

た
耐熱型モジュール 96
多人数用透析液供給システム 20, 60
炭酸塩溶解 93
蛋白分解 93

ち
チェックフィルタ 71

て
データ

106

──管理　102
　　──の分析評価　102
デッドスペース　79, 95
電気イオン脱塩（EDI）システム　73
電気伝導度　63

と
透析液供給装置系　95
透析液細菌学　47
透析液作製供給装置　75
透析液水質確保加算　26, 55, 75
透析液水質管理計画　99
透析液水質管理検討作業部会　16
透析液清浄化ガイドライン（Ver 2.00）　20, 22, 60, 75
透析液清浄化加算　21
透析液清浄化に起因する臨床効果　10
透析液製造工程の評価　100
透析液の働き　10
透析機器安全管理委員会　24, 75, 99
透析用水　77
　　──の水質基準　30

な
軟水化装置　70

に
日本透析医学会（JSDT）透析液水質基準 2008　60
日本臨床工学技士会（JACE）　20
　　──ガイドライン Ver 2.00　20, 22, 60, 75

ね
熱水クエン酸消毒　94

熱水消毒　79, 93
熱伝導　98

は
バイオバーデン　12, 78
バイオフィルム（BF）　48, 58, 79, 85, 94
ハイドロトリーター　73
バリデーション　12, 76
培養法　62

ひ
光触媒システム　73
比色法　41
微生物　45
　　──汚染　96
　　──学的水質基準値比較表（ET, 細菌数）　19
比濁法　41
非培養法　62
微粒子除去フィルタ　81
貧血改善　55

ふ
フラッシング機能　83
プレフィルタ　69
フローサイトメトリー法　66
物理的消毒法　94
部品交換（修理）後の消毒　25

へ
平板塗抹法　57

ほ
放射性物質　26, 33

ま
マトリックス支援レーザー脱離イオン化法　66

み
ミクロシスチン　28
水処理
　　──システム　69
　　──装置系　95
水処理装置エルセ　73

め
メンブラ（レ）ンフィルタ（MF）　64
　　──法　56, 57

も
モニタリング　101

や
薬液
　　──残留　98
　　──消毒　79

ゆ
遊離塩素　70

よ
汚さないこと　51

ら
落下菌　58

り
リムルス試薬　41

る
ループ配管　97

107

欧文索引

4',6-diamidino-2-phenylindole（DAPI） 64
6-carboxy fluorescein diacetate（6-CFDA） 64

A

ATP（adenosine triphosphate）発光法 62
ANSI/AAMI RD52 16, 75
ATP
　——モル濃度 63
　——量 63

B

BOD（biochemical oxygen demand） 95

C

CDDS 20, 60
COD（chemical oxygen demand） 95
colony 56

D

DAPI（4',6-diamidino-2-phenylindole） 64

E

ERA-EDTA Guideline 18
ET→「エンドトキシン」を見よ

I

ISO（International Organization for Standardization） 16, 20, 75
　—— 23500 26, 60

M

microcolony 67

P

PCR（polymerase chain reaction）法 67
PI（propidium iodide） 64

R

R2A カンテン培地 56
RLU（relative light unit） 63
RO
　——水 50
　——タンク 72
　——膜 71
　個人用——装置 25

T

TGEA（Tryptone Glucose Extract Agar） 56

透析液の安全管理
適正な清浄化と水質管理を行うために

2013年6月20日　第1版1刷発行

編　　集	山下　芳久, 峰島三千男
企　　画	臨牀透析編集委員会
発 行 者	増永　和也
発 行 所	株式会社 日本メディカルセンター
	東京都千代田区神田神保町1-64（神保町協和ビル）
	〒101-0051　TEL 03（3291）3901（代）
印 刷 所	シナノ印刷株式会社

ISBN978-4-88875-259-6

ⓒ2013　乱丁・落丁は，お取り替えいたします．

本書の複写にかかる複製，上映，譲渡，公衆送信（送信可能化を含む）の各権利は株式会社日本メディカルセンターが管理の委託を受けています．

JCOPY <㈳出版者著作権管理機構　委託出版物>

本書の無断複写は著作権法上での例外を除き禁じられています．複写される場合は，そのつど事前に，㈳出版者著作権管理機構（電話03-3513-6969, FAX03-3513-6979, e-mail：info@jcopy.or.jp）の許諾を得てください．